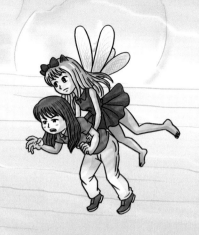

眼球王国
保卫记

邵 蕾　　著
魏文斌

U0284219

人民卫生出版社
·北京·

图书在版编目（CIP）数据

眼球王国保卫记 / 邵蕾，魏文斌著 . —北京：人民卫生出版社，2023.8

ISBN 978-7-117-35181-2

Ⅰ.①眼… Ⅱ.①邵… ②魏… Ⅲ.①青少年 – 眼病 – 防治 Ⅳ.①R77

中国国家版本馆 CIP 数据核字（2023）第 158181 号

| 人卫智网 | www.ipmph.com | 医学教育、学术、考试、健康，购书智慧智能综合服务平台 |
| 人卫官网 | www.pmph.com | 人卫官方资讯发布平台 |

眼球王国保卫记
Yanqiu Wangguo Baoweiji

著　　者：邵　蕾　魏文斌

出版发行：人民卫生出版社（中继线 010-59780011）

地　　址：北京市朝阳区潘家园南里 19 号

邮　　编：100021

E - mail：pmph @ pmph.com

购书热线：010-59787592　010-59787584　010-65264830

印　　刷：北京盛通印刷股份有限公司

经　　销：新华书店

开　　本：710 × 1000　1/16　　印张：6.5

字　　数：71 千字

版　　次：2023 年 8 月第 1 版

印　　次：2023 年 9 月第 1 次印刷

标准书号：ISBN 978-7-117-35181-2

定　　价：49.00 元

打击盗版举报电话：010-59787491　**E-mail**：WQ @ pmph.com

质量问题联系电话：010-59787234　**E-mail**：zhiliang @ pmph.com

数字融合服务电话：4001118166　**E-mail**：zengzhi @ pmph.com

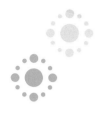

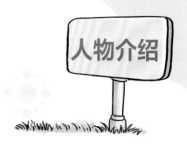

人物介绍

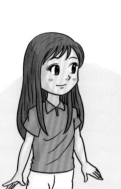

★ 张灵西

12岁小女孩，现为六年级小学生，爷爷是一位非常有名的眼科医生。

聪明伶俐、生性善良、好奇心强，喜欢冒险和异想天开。

最爱在爷爷神秘的书房探索。曾在一年级时因翻开一本典籍经历了眼球王国奇幻之旅，成为梦境中的眼球王国小公主。

最喜欢的图书为《眼球王国奇遇记》。

最喜欢的电影为《飞屋环游记》。

最大的愿望为拥有哆啦A梦的"任意门"。

★ 斯班德工头

眼球王国忠心耿耿的劳动监工，令人胆寒的巨型蓝色蜘蛛。

国家陷入危险境地后，成为民众的精神领袖。

立誓寻回小公主再次拯救眼球王国于水火。

外表冷酷但内心狂热。

最喜欢朗读长长的卷宗。

最讨厌国王身边的奸佞。

听说他是剧毒生物哦，闲人勿扰……

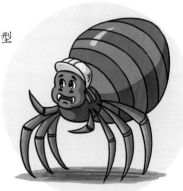

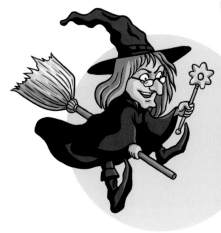

★ 马吉特巫师

眼球王国的魔法师，致力于各种奇幻药水的研制。

思维缜密，但行为怪诞，与乌鸦为伍，却也深受其扰。

曾盘踞在乌烟瘴气的维翠丝沼泽，为颠覆眼球王国发动阴谋袭击。

但百密一疏，被误入眼球王国的张灵西破坏计划，被捕入狱。

据说她的两位高徒汤婆婆和巧婆婆曾请她出山共谋新计，但其并未现身于世。

讨厌听到《绿野仙踪》的故事，

有传闻说她曾把诬陷她是《小美人鱼》里的坏巫师的孩子变成了黑猫……

★ 汤婆婆

眼球王国新的统治者之一，臭名昭著的巫师。

把眼球王国的国王和王后变成了洋娃娃。

法力高强，蛇蝎心肠，身形瘦弱，能呼风唤雨。

最喜欢搬弄是非，彰显自己的法力。

讨厌听到小公主归来的消息。

放出豪言，敢惹我就让洪水吞没一切……

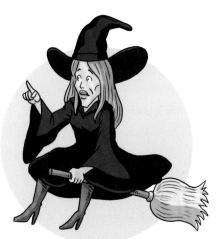

★ 巧婆婆

眼球王国新的统治者之一，臭名昭著的巫师。

把眼球王国的国王和王后变成了洋娃娃。

法力高强，阴险狡诈，身形肥胖，擅长易容之术。

最喜欢血雨腥风，彰显自己的法力。讨厌听到小公主归来的消息。

放出豪言，敢惹我就让火海吞没一切……

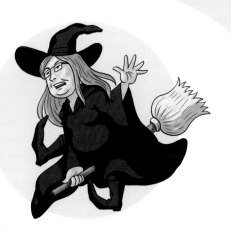

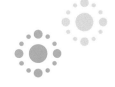

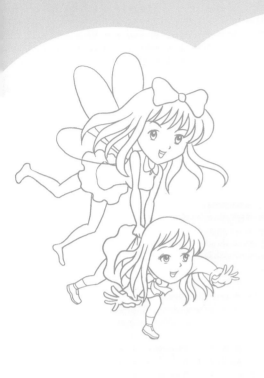

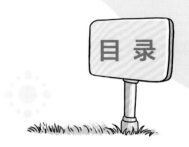

目 录

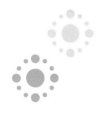

第一章

第二章

第三章

第四章

第五章

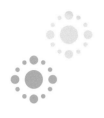

第一章

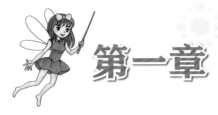

❖ 重现眼球王国

风雨飘摇的眼球王国召唤回了曾拯救过它的小公主——张灵西。

"爷爷，爷爷，快叫醒我吧！"历尽艰险的灵西在金宝石的希望之光中祈祷、呼唤。

而这终究不是一场梦。

睁开眼睛的灵西并没有看到慈祥的爷爷——那位非常有名的眼科医生，也没有看到书房厚厚的医学典籍——那本两次将她带入眼球王国的奇幻之物。

眼前依旧满目疮痍，耳边依旧疾风骤雨，身侧依旧迷雾重重。

这如梦似幻的场景正如噩梦一般不断吞噬着灵西，而手中展开的眼球王国地图却又突然令她回到现实。

艾瑞斯山谷里乌云密布，黑色的云雾喷涌而来，狂风肆虐，暴雨如注。辐条索道正不断土崩瓦解。蜜蜂守卫在层层雨幕中若隐若现，而石化的水晶屋已摇摇欲坠……

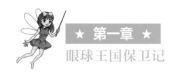

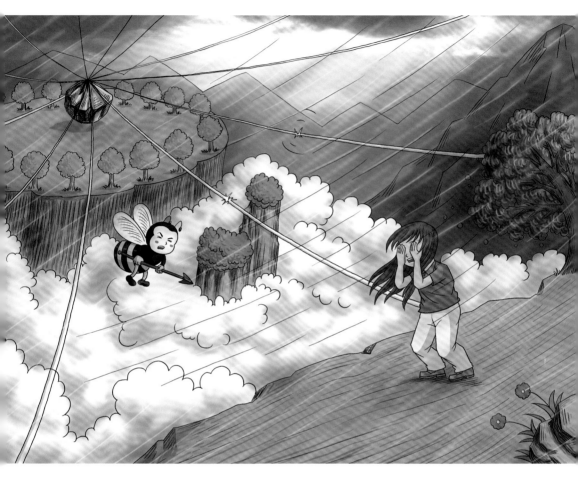

"怎么会这样！"灵西心中的焦虑如洪水般袭来，她伸手拨开迷雾，
定睛望向金宝石，但眼前的一幕又一把将她拉进了恐惧的深渊……

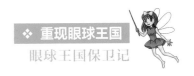

知识宝库一：
再现眼球王国地图——眼球的构造

灵西手中的眼球王国地图又重新展开，穿行过半的一行人终于艰难地抵达了腹地水晶屋。未来吉凶难料，如今进退维谷。灵西只能重新审视地图、振作精神，将眼球王国保卫战进行到底。

现实生活中，我们眼球也被人为地分为前节和后节。前后的结构各有特点，相互配合，从而精妙地完成眼球的各项生理活动。下面，就让我们再重新认识一下这些结构吧。

★ **眼前节有哪些结构？**

再看这张眼球地图，它如同我们眼球的简化剖面图。

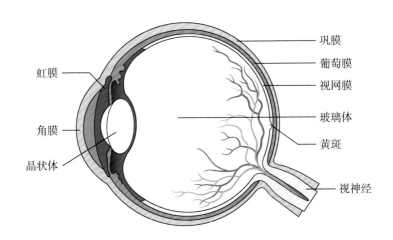

眼球是一个球形器官。成年人眼球的正常直径为 22~24mm。90%以上的外界信息是靠眼睛收集的。位于眼球前部通常可以被大家看到的眼部结构被定义为眼前节。眼前节具体包括：前房、后房、晶状体悬韧

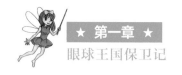
带、房角、部分晶状体和结膜等。

眼前节又称眼前段，简而言之，指位于晶状体以前的部位。那么这些肉眼可见的部位发病，通常较容易被发现。最常见的眼前节疾病为结膜炎，表现为眼红、眼磨。大家熟知的"红眼病"就是结膜炎的一种。此外，青光眼、白内障也都属于眼前节疾病，可见大众对于眼病的认识较多局限于前节。

★ 眼后节有哪些结构？

灵西身负使命重返眼球王国，遭遇了康扎科提的怪物魔幻阵、考尼尔的四重门、艾瑞斯峡谷的山洪、水晶屋的地裂山崩，就如同我们一起闯过了结膜炎、角膜炎、青光眼、白内障这些眼前节疾病的关卡。灵西无疑要继续前行保卫眼球王国。而我们对眼睛的认识也不能止步于眼前节。下面我们就一起来学习一下眼后节的概念。

眼球后面不可见的部分有玻璃体、视网膜、脉络膜等，定义为眼后节。在眼后节的底部称为眼底。眼底由视网膜、眼底血管、视盘、视神经纤维、黄斑，以及视网膜下的脉络膜等构成，这些部位的病变统称为眼底病。眼底病种类繁多，对眼睛危害极大，通常会严重影响视力或致盲。因此，认识常见的眼后节疾病并了解相关的急救常识是十分必要的。

★ 我们的眼睛是如何看到物体的？

我们之所以能看到物体，是因为眼睛一系列的特殊结构对物体表面反射的光线进行传播和处理，最终将信号传到大脑中形成图像。因此，想看到物体的前提就是需要光线照到物体上。如果在完全黑暗的环境下，即使我们的眼睛没有任何异常，也只能"伸手不见五指"。

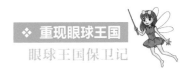

　　当光线照在物体表面即发生反射，在空气中传播并首先通过角膜，其主要作用是聚焦光线。角膜的屈光力占眼球总屈光力的70%。之后光通过角膜后充满透明房水的前房，再穿过瞳孔进入位于虹膜后面的晶状体。晶状体透明且具有弹性，睫状体的舒缩可以改变晶状体的形状，将光线再次聚焦。这样，我们就可以看清楚远近不同的物体了。随后，光线继续穿过眼球内部由棕黑色的血管膜构成的暗室，就像电影院里光线穿过漆黑的放映厅打在幕布上一样。眼球里的幕布就是我们的视网膜。视网膜拥有上亿的感光细胞。其中95%是可以让我们在昏暗中看见周围物体的视杆细胞，它们主要分布在视网膜周边。其余的是可以让我们在明亮的环境下分辨颜色的视锥细胞，它们主要分布在视觉敏感的黄斑区。这些感光细胞接收光刺激之后，视网膜上的神经细胞就会发出信号，信号沿着视神经一直传向大脑，最后，大脑再将两只眼睛传来的图像进行整合，形成一幅立体的图像。这就是"看见"的过程。

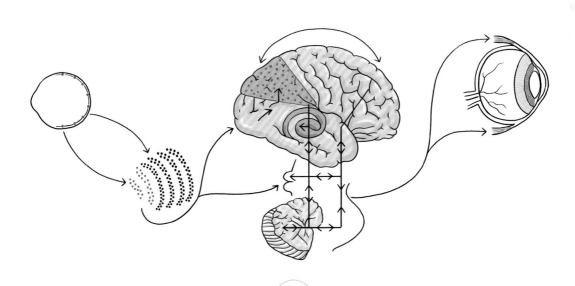

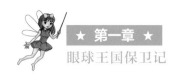
因此，我们可以知道，眼睛就好像一架结构精密的仪器，任何一部分出现故障，光线都无法成功到达大脑。而一旦光线没有顺利到达，我们的视力必将受到损失。这时的眼睛也就处于疾病状态了。

这次灵西看到的眼球王国无疑是处于严重的"疾病"状态，她能否肩负重任，冲破关卡，让眼球王国恢复"健康"呢？命悬一线的水晶屋究竟遭遇了什么？又是什么情况让灵西恐惧至极？我们随她一起去看看……

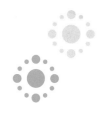

巧婆婆的诡计

"你……快把金宝石放回去！"灵西声音颤抖，但本能地冲向斯班德。

但眼前的斯班德已然不是那个沉稳安详、有责任感的工头了。它将金宝石高高举起，凶狠地看着张灵西，两侧的獠牙闪着寒光："你在命令我吗？小姑娘！还真以为自己是公主呢？我这一路也是忍够了！尤其是那个河马，竟然敢骗我！"

斯班德浑厚的声音逐渐变成了尖锐刺耳的女声："让你看看我是谁！哈哈哈哈哈！"

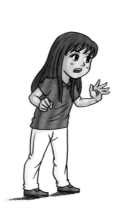

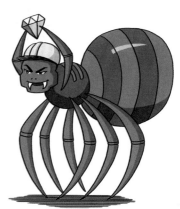

张灵西透过雨珠看去，斯班德一个转身就变成了头戴黑色尖顶帽的巫婆。

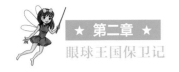
只见那巫婆身披黑袍，肥胖的身体几乎要将前襟撑破，长满横肉的脸上架着一副金丝边眼镜，汗水从蒜头一般的鼻尖淌下来。她一手扶着扫帚腾空而起，一手抓着金宝石仔细地端详着。

"这块金宝石的威力可比那块木宝石大多了……哈哈哈哈哈！"巫婆骑着扫帚在昏暗的天空中肆意地盘旋着。一眨眼就移动到张灵西身边："再把你抓回去，更是功德无量了。"说着，巫婆就抓住张灵西的衣领飞上了天空。

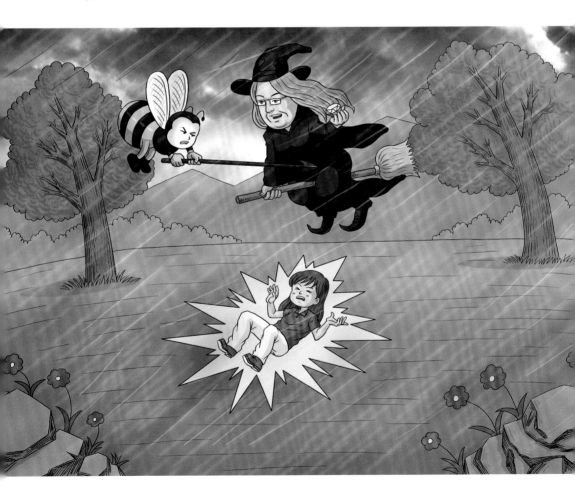

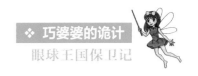

"住手，巧婆婆！"蜜蜂守卫及时赶到，用长枪挑破了衣领，灵西被重重地摔在地上，"灵西公主，快跑到琥珀之门西面！"蜜蜂守卫在空中和巧婆婆缠斗着，张灵西赶紧打开自动门闩，冲过了琥珀之门。

"你这蜜蜂，别挡路！"巧婆婆想摆脱蜜蜂守卫抓住灵西，"我看你是活够了，尝尝我的厉害！"那巫婆突然一个急停，拿出法杖默念咒语，轻轻一挥，指向蜜蜂的心脏。刹那间，未及防备的蜜蜂守卫像触电一般跌在地上，失去了知觉。

"叫你挡路！"解决了蜜蜂守卫，巧婆婆架起扫帚继续追赶，但琥珀之门已经关闭了。在大门西边的灵西听着巧婆婆的咆哮，琥珀之门疏松的棕色碎屑被敲打得四处飘零。

"她过不来的，灵西公主！"逐渐聚集的独角兽群将灵西围在了中间。"巧婆婆是高度近视！""琥珀之门只能通过视力正常的人！""你放心吧！"独角兽们继续安慰着灵西。

"你等着，张灵西，我一会儿再派人来抓你！"随着一声长啸，艾瑞斯峡谷又恢复了短暂的平静。

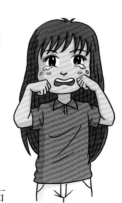

"宝石没了，蜜蜂守卫没了，河马智者没了，水晶屋没了……为什么我没有提前发现斯班德是假扮的！"灵西的眼泪夺眶而出，内心充满了自责，"他一直只关注宝石

9

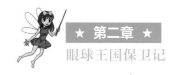

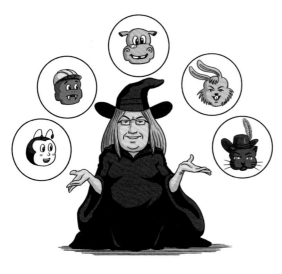

的去向；他在河马智者变成好人的时候暴跳如雷；他知道污秽部队的所有特点；他说出了河马叛变和当总兵的全过程；他怀疑方格斯大门为什么能自动关上；他在知道河马智者留了半瓶解药的时候言辞激烈；他……甚至一直只叫河马智者为河马总兵……"张灵西回忆着一路上的点点滴滴，泪水止不住地流淌："我知道巧婆婆会易容术；我感觉到斯班德和原来那个工头性格不太一样；我竟然没有怀疑他，我害了河马智者和蜜蜂守卫；我害了水晶屋和眼球王国；我让之前的努力都化为泡影，我要如何拯救眼球王国？"

"灵西公主别哭了！""对啊，还会有办法的！""起码你没有被抓走啊！""而且巧婆婆的封心魔咒是可以解除的啊！蜜蜂守卫还可以活过来呀！"独角兽群拼命地安抚着灵西的情绪。

"什么方法？"张灵西听到有救蜜蜂守卫的方法，一下激动了起来，她赶紧跑到说话的小独角兽身边，"宝宝，你能告诉姐姐怎么解除封心魔咒吗？"

"那只是个传说……平时哄骗小孩的！"一头大独角兽摇摇脑袋，"没人真正看过封印解除。"

"可是猫耳朵精灵说马吉特巫师还活着！"小独角兽噘起嘴，"黑猫也说她改邪归正了！"

"好吧，就算你说的都是真的，马吉特巫师现在住在哪里你知道吗？她的老巢都变成火海了……她就算改邪归正也已经烧成灰了！"老独角兽慷慨陈词。

"等一下！"张灵西打断了他们的对话，"你们能先说清楚那个传闻吗？"

"听说马吉特巫师是汤婆婆和巧婆婆的师傅！""她们要求国王放了监狱里的马吉特巫师。""但是马吉特巫师出来以后说不想再做坏事了！""然后马吉特就消失了！""是离家出走了！""不对，我听说是喝了一瓶药隐身了！""我怎么听说她回果冻湖隐居了呢！""我怎么听说汤婆婆给她下了个咒语，让她沉睡百年了呢？""怎么可能，她可是汤婆婆的老师，能被学生下咒？""那怎么不行，学生比她更坏呀！"独角兽群越讨论声音越高。

"好了，大家又要跑题了！"张灵西重新振作精神，"我明白了，你们的意思就是马吉特巫师法力可能比汤婆婆和巧婆婆强，而且她可能改邪归正了！她还可以解除蜜蜂守卫的魔咒，那她也有可能帮助我们拯救眼球王国！"

"我现在就出发去火海，帮我照顾好蜜蜂守卫！"张灵西掏出地图

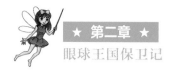

审视着，"就在山谷那边！"

知识宝库二：
巧婆婆的袭击——眼外伤是什么

巧婆婆的进攻短促暴力，让蜜蜂守卫无力招架，对于眼睛来说，强大的外力也可能在一瞬间摧毁眼球，造成视力的永久损伤。

★ 眼外伤是怎样造成的？

任何物体与眼球接触，都有可能造成眼球结构的破坏。

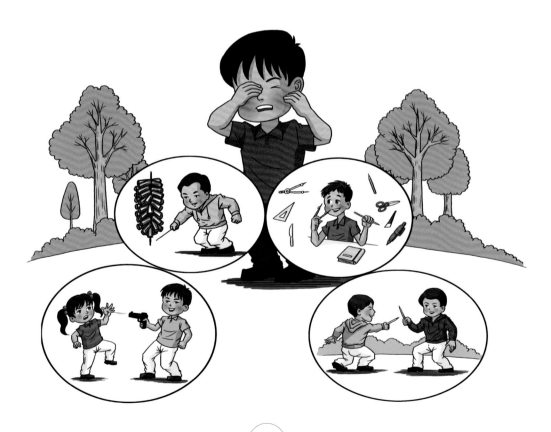

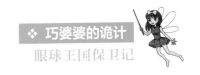

眼外伤可以由拳头击打、车祸等暴力冲击导致，也可由刀、笔尖等尖锐的物体或子弹、石子等快速运动的异物造成。此外，与外力无关的酸碱液体、热烫伤和辐射等也可造成眼外伤。

眼外伤根据轻重程度分成3类。轻伤包括：眼皮的擦伤、结膜下出血、结膜和角膜表面异物、角膜表面擦伤、眼皮轻度烧伤和紫外线造成的电光性眼炎等；中度伤包括眼皮及泪管的裂伤、眼皮中度烧伤等；重伤包括眼皮广泛撕脱和缺损、眼皮重度烧伤、眼球穿通伤、眼内异物、眼眶骨折等。

★ 眼外伤怎么办？

一旦出现眼外伤，要争分夺秒地进行抢救。首先要了解受伤的时间和受伤的环境，以此判断伤口是否洁净；其次要了解受伤的过程，致伤物是固体、液体或气体，力量多大，眼内是否有异物残留等；还要了解受伤后是如何处置的，是否已进行紧急处理等。

眼外伤后的正确处理，特别是紧急处理，对减少眼组织的破坏、挽救视力极其重要。与内脏器官不同，我们的眼球有一部分直接暴露在空气中，它脆弱无比，每个人都无法保证眼球不受到外力的损伤，因此了解眼外伤后的急救知识是非常有必要的。

虽然眼外伤的表现多种多样，但却有总体的处理原则。比如在车祸等情况下，同时存在大出血、精神恍惚、无法回答问题等全身症状，应首先抢救生命。等排除生命危险后再进行眼科检查和处理。如果发生刺激性液体入眼，比如酸碱烧伤，应该争分夺秒地用大量水冲洗眼部。如果伤口暴露在空气中，则应注射破伤风抗毒素。眼球穿通伤时，切忌不能挤压眼球。立即送往就近的医院抢救。

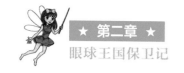

我们要知道，大多数眼外伤是可以避免发生的。对工农业的生产、体育运动等应该制订操作规程、完善规章制度及防护措施，如护目镜的配戴。

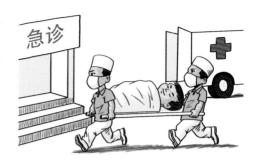

对于青少年来说，应当不玩危险的玩具，如射弹弓、扔石子、燃放烟花爆竹、使用激光笔等。

学习了眼外伤的处理方法，我们在眼睛受到伤害时就能够顺利配合医生进行处理，不做损害视力的错误行为。但蜜蜂守卫被巧婆婆一击倒地，却再也没有站起来。面对伤势严重的同伴，灵西坚定信心，准备孤身向火海进发寻找解药。

黑猫的赌注

"灵西公主！火海很危险的！""对啊，真的是火焰……""好热好热的……""别说过去了，就算靠近一点也受不了啊……"独角兽群又骚动起来。

"那我也要过去想想办法……"灵西别无他法，只能继续向前。话音未落，便感到身旁袭来一股巨大的气流，一瞬间头顶的艳阳就被阴影遮蔽。灵西抬头看见了那个从未交流，但却无比熟悉的身影——大鸟。

"你是来帮我的吗？"灵西踮起脚尖

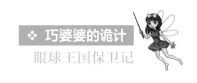

摸摸大鸟蓝色的翅膀，"河马智者还好吗？"

大鸟低下头依旧没有任何回应。随后便熟练地抓起张灵西，飞向天空。

空中凛冽的寒风仿佛能击穿骨头，灵西面无惧色，带着超脱的宿命感，好像在等待着命运的安排。飞了很久很久，大鸟终于降落了，顺势把她放在了一片荒地上。

"这就是火海啊！"灵西起身拍了拍尘土，感受着扑面而来的热度，"大鸟，这里得有40℃吧……"灵西抬头望着大鸟，汗水不停地流淌着。

"我感觉我头发都烤成干草垛了！你也是……"灵西摸了摸自己干燥蓬起的头发，又指了指大鸟仿佛腾着热气的翅膀。大鸟用嘴啄了啄灵西的头顶，又抚顺了自己已炸起的羽毛，转身消失于天际。

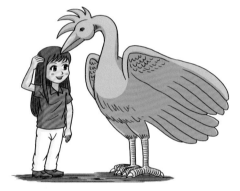

"果然还是和上次一样……"灵西略显失落地嘟囔着，"大鸟并不是来保护我的，而只是送我一程……到这片没人生存的荒地……"

"灵西公主，注意你的措辞哦……这里只能叫'人迹罕至'，不然我算什么呀？"忽然身后传来一个熟悉而深沉的声音，"来，上船吧！"

"这是……黑猫先生！"灵西上下打量着正踱步而来的黑猫。只见他依旧身着华丽的宫廷礼服，脚蹬黑色翻边鹿皮长靴，头戴宽檐大礼帽，帽上的长羽毛笔直地矗立着。

"抓紧时间上船吧！"黑猫弯腰把脸凑过来，眯着眼睛望着灵西，

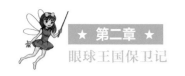

帽子上的羽毛拂过灵西的额头，"马吉特巫师果然神机妙算！哈哈，我打赌又输了，你果然来果冻湖……不不，是来火海了！"

"等一下，黑猫先生！"灵西听到了马吉特巫师的名字心里一惊，"能说清楚一点吗？你打了什么赌，还有马吉特巫师她……没有烧成灰吗？"

"哈哈哈，我一定要告诉她，外面已经造谣她烧成灰啦！汤婆婆谣言的杀伤力还真是无穷啊！"黑猫擦擦汗，重新理了理帽子，"再不上路我们真就会被烧成灰啦！你怎么还是这么啰里啰唆的……"

"咦？这个牌子还在？"灵西被黑猫催促着前行，忽然停下指着岸边的一块破旧木牌，"高价渡船！呵呵，黑猫先生，这次我可是要免费乘坐了吧？"

"免费？现在可不是跟我攀交情的时候！"黑猫瞪圆了眼睛盯着灵西，"你以为见过一次就是朋友啦？是朋友就能提这种无理请求吗？同意了你的无理请求咱们就能渡过火海呀？"

黑猫一连串的问题瞬间就让灵西懵住了："我……本来就是开个玩笑，你是什么意思，黑猫先生？我可没有钱啊……而且什么叫咱们渡过火海？难道我不交钱你也过不去吗？"

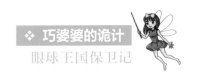

"多日不见，感觉你的理解能力好像变强了！"黑猫眨眨眼睛，"现在这个动荡的时局要钱有什么用？干活得要硬通货。说正经的，我是在果冻湖变成火海之前被马吉特巫师一个赌注诓到这里来等你的！"

"什么赌注？"灵西赶紧追问。

"果冻湖要变成火海了，张灵西那个孩子还会来眼球王国找我……她会带来一颗宝石！"黑猫撇撇嘴，惟妙惟肖地模仿马吉特巫师的语气，"敢不敢打这个赌，如果我说对了，你就把她接到我的湖心岛？"

"那对你也没有什么好处呀，黑猫先生？"灵西觉得这个所谓的赌注更像一个预言。

"我可不是白等你的，马吉特巫师说如果你一周之内不来，她就输给我一块宝石！"黑猫又擦了擦脸颊的汗，"快走吧，太热了，我现在觉得她早知道你要来了，就是骗我来接你的，我刚上岸果冻湖就变成这样了，当时我就觉得自己肯定输了。不过后悔也没用，我自己也没法儿回去，只能等你一起了。"

"可是……黑猫先生！"张灵西更加疑惑，"你都回不去，我能有什么办法渡过火海呢？"

"别装傻了！你不是有这块宝石吗？"黑猫说着从灵西头上一抓，"把它放在马吉特巫师这柄施了魔法的船桨上，我们就不怕岩浆火焰了！"

"等等！"灵西赶紧摸摸头顶，但那"宝石"已经被黑猫麻利地安在了闪着金光的船桨上。

"这就是火宝石吧，灵西公主？"黑猫举起金色船桨，像欣赏无价之宝一般审视着嵌在中央的红色宝石。只见那宝石散发着幽暗的红光，中间隐隐可以看见一团火焰熊熊燃烧，但定睛一看，火苗又转瞬消失。但金色的船桨发出耀眼的光芒，与火宝石相互映衬，熠熠生辉。

"我也没见过这块宝石！它怎么会在我的头上？"灵西下意识地又挠了挠头，"难道……"

"别告诉我……又是大鸟给你的宝石船票哦？"黑猫整整靴子，"不露富是对的，但是每次都说是大鸟给你的钱也太站不住脚了，不过没关系，我们的当务之急是赶紧离开这个鬼地方，上船吧！"黑猫边说边拉起灵西向更加燥热的岸边走去。

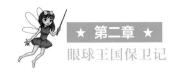

"这里太热了，感觉眼睛睁不开了……"灵西步履艰辛，"汗水也火辣辣的！"

"这海水可是岩浆啊，灵西公主！别直视太阳，这里的紫外线可是异常强烈呢！"黑猫用手挡住灵西的眼睛，"烧伤了我可担待不起。"

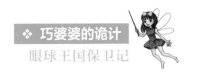
知识宝库三：
宝石船票——常见的眼外伤和治疗方法

大鸟在灵西头上轻啄是为了留下火宝石，灵西回忆着来时的种种，探查水晶屋时，河马智者喂大鸟的莫非是——火宝石？灵西恍然大悟，原来河马智者早就置生死于度外，而得到火宝石的灵西更感到身上肩负的责任。通过火海需要宝石金桨助航，那么遭遇眼外伤，也需要知识保驾护航，下面我们就来学习一下常见眼外伤的处理方法。

★ 角结膜挫伤怎么办？

眼球挫伤是指由于钝力作用，比如打击、压迫、震荡等所致眼部的损伤。眼球受钝物，也就是没有尖锐棱角的物体击伤后，首先要确定是否有眼球破裂，以及眼内是否存在异物。医生会彻底检查眼球进行判断。必要时还需要行眼眶 CT 或超声检查。怀疑眼球破裂时还可能进行手术探查伤口。这都需要患者的高度配合和理解。

眼球钝挫伤的常见致伤原因包括：拳头、球类、砖头、石块等对眼部的冲击，以及爆炸产生的气浪冲击等。这可能引起眼部多种组织损伤。主要包括结膜、角膜、瞳孔、晶状体和视网膜。

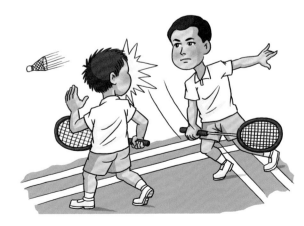

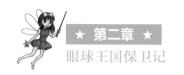
结膜挫伤会引起轻微疼痛、眼红、眼磨。单纯结膜下出血者早期冷敷，4~5 日后热敷，可自行吸收。点抗生素眼药水 3 日，预防感染。如果结膜裂伤的伤口较小（不足 5mm），可自然愈合，无须缝合，较大的裂伤则应缝合。伤及角膜则会出现眼痛、怕光、流泪、眼皮痉挛和视力下降。角膜挫伤应眼部滴用抗生素眼膏或眼药水，有大片角膜上皮剥脱的患者还可包扎或使用绷带镜以保护角膜。

★ 外伤后瞳孔散大怎么办？

虹膜挫伤时可致瞳孔变形、外伤性虹膜炎症等。外伤后 3 日内可能出现感觉迟钝、疼痛、眼红、怕光、流泪等症状，视力偶有下降。在治疗方面，外伤引起的瞳孔散大可以口服或肌内注射维生素 B_1、维生素 B_{12} 类药物，部分可自行恢复。强光下戴墨镜可减轻怕光症状。如果双眼视物重影则表示受伤范围较大，应及早行手术治疗。如眼压增高后眼睛疼痛，可用降眼压药物治疗。药物治疗无效时可行抗青光眼手术。外伤导致的虹膜炎症除使用一般性抗炎药物外，可加用睫状肌麻痹剂，也就是散瞳药。

特别需要注意的是，如果眼部外伤后存在头晕、头疼、四肢无力等全身症状，或车祸、高空坠下等复合伤，其瞳孔的散大可能与神经系统受伤有关，比如联合损伤导致的脑梗、脑出血等，此时应同时就诊神经内科、神经外

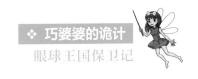

科等相关科室，检查脑部是否存在损伤，再进一步进行眼科治疗。

★ 外伤后前房积血怎么办？

钝挫伤常导致前房积血，出血来源于虹膜、睫状体血管。出血多发生在受伤当时，部分在伤后 2~5 日反复发作，常为继发青光眼的原因。表现为疼痛、视力模糊。

急症处理应半卧位，限制活动，应用止血药物。不能服用阿司匹林及其他非甾体抗炎药物。反复出血者可口服云南白药。眼压高者应用降眼压药物。积极药物治疗无法控制眼压可行冲洗手术。伤后 2 周内白天应配戴眼镜或眼罩，晚上应配戴眼罩，如有潜在损伤的危险，应配戴保护性眼镜。创伤后 2 周内不能进行包括下蹲和用力呼气等剧烈运动。伤后最好定时去医院复查，以便及时发现继发性青光眼。

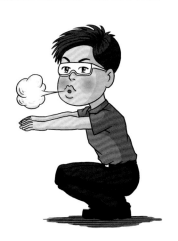

★ 外伤后晶状体损伤怎么办？

外伤常可引起晶状体损伤，包括各种不同形态的白内障，以及晶状体呈部分或完全性脱位。

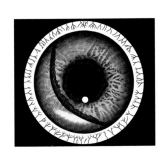

发生晶状体脱位时表现为视力下降，屈光状态突然改变或单眼看东西重影，继发青光眼时，眼球胀痛。

在治疗方面，晶状体部分混浊可暂时观察，混浊不断加重者可行白内障手术。

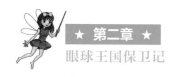
晶状体损伤后造成青光眼的患者，应行急诊手术治疗。晶状体脱位如无严重视力下降及并发症，可暂观察；若严重影响视力或继发青光眼应摘除晶状体。如果没有进行手术应定期随访，如果出现晶状体进行性混浊影响视力者可考虑手术治疗。

★ 外伤后视网膜损伤怎么办?

眼球挫伤力可对后方的视网膜产生冲力引起视网膜震荡损伤，可发生炎症反应、视网膜出血，甚至视网膜脱离等。

根据眼底病变的不同，视力可有不同程度的下降。视网膜震荡多在伤后 6 小时后发生，其范围和受伤程度与外力作用方向有关。根据损伤程度，可发生不同程度的视力障碍、视物变形、变小、变远等症状。视网膜受钝力作用，血管破裂可引起视网膜出血。出血量多时，可进入玻璃体内而成为玻璃体积血，会出现视物模糊、黑影飘动。外伤还可导致黄斑损伤，此时视力明显下降，眼前中心部位出现暗点，看东西变形。在外伤当时或外伤后数周至数月还可发生外伤性视网膜脱离，表现为视力突然明显下降，黑影遮挡眼前，范围逐渐扩大。

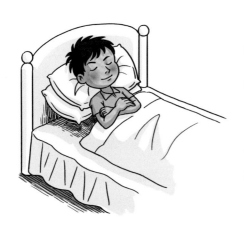

在治疗方面，视网膜震荡及视网膜挫伤应用扩血管药物，维生素 B_1 及口服糖皮质激素。视网膜出血应头高位休息，口服止血剂和维生素 C。外伤性黄斑裂孔可先观察，特别是激光笔造成的损伤，3 个月内有可能自行愈

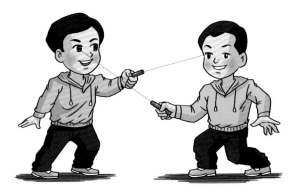

合，无好转可手术治疗。外伤性视网膜脱离须行手术治疗。视网膜震荡及视网膜挫伤患者一般 1~2 周后应复查眼底，如出现视网膜脱离症状，包括黑影遮挡、视力突然下降等就需要立即去医院就诊。

★ **眼眶骨折怎么办？**

当外力打击眼眶时可产生眼眶骨折、眶内出血、眶内组织受损。眼眶骨折时会出现视力下降、看东西"重影"、局部触痛，鼻子受打击后会出现眼皮肿胀。

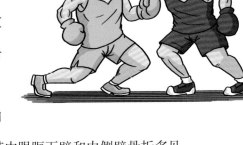

根据外力的大小和方向可致不同部位的眶骨骨折，其中眼眶下壁和内侧壁骨折多见。

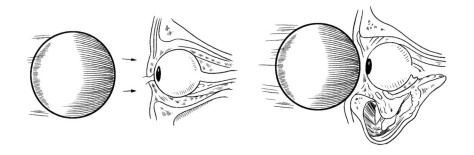

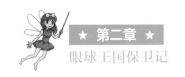
外伤后应及时做 CT 检查以明确是否存在眶壁骨折，由于肉眼很难判断骨折与否，而外伤后的患者普遍存在眼痛的症状，难以配合完成眼球运动的检查，这就是为什么医生对于外伤后的患者总是建议先进行 CT 检查的原因。此外，眶壁骨折患者常伴有颅脑及鼻外伤。眉弓处受伤时要特别注意视神经管是否骨折，需要做视神经管 CT，视神经损伤会引起视力突然下降，需要急诊抢救。

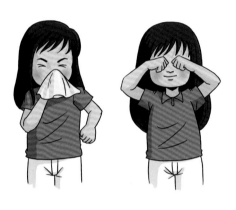

在治疗方面，单纯眶缘骨折无明显移位者，是不需要治疗的。有看东西重影或眼球内陷者，可以做手术修复。视神经管骨折要去神经外科就诊，及早进行手术。合并颅脑及其他外伤者应先去外科急诊处理。

对于患者来说，伤后早期可用糖皮质激素减轻组织水肿和粘连。口服抗生素。避免擤鼻涕、揉眼睛。伤后 24~48 小时内可冷敷。

伤后 1~2 周，急性眼眶水肿消退后需要重新进行眼部检查，观察有无持续性视物重影和眼球内陷，这些症状通常预示着需要手术治疗。受伤后应每月进行检查，直到病情稳定，急性期过后，每隔数周检查 1 次，观察有无感染。

★ **眼睑裂伤怎么办？**

眼睑裂伤是眼外伤中较常见的一类眼科急症。由于致伤物，伤口的方向、长度、深度、部位不一，有无组织缺损，以及夹杂异物等情况，眼睑裂伤表现各异。较为常见的裂伤包括刀等锐利的物品所致的眼睑皮肤切割伤、木棒等钝器所致的皮肤撕裂伤，以及狗等动物撕咬所致的皮肤撕脱伤。

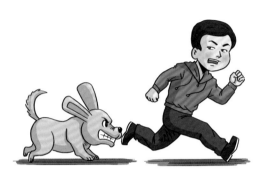

就诊时应向医生如实说明致伤的原因，是否为动物咬伤，伤口是否有异物等。眼睑裂伤除了可以见到裂开的伤口，还会出现眼眶疼痛、流眼泪、眼皮下出血或血肿、上睑下垂等症状。

在治疗方面，眼睑出血或血肿早期用冷敷，5日后用热敷，注射破伤风抗毒素。伤口处理消毒并缝合，伤口内异物应完全取出，即使异物为较小的玻璃或石渣等稳定物质，也应尽力清除。动物撕咬所致的皮肤撕脱伤应进行双氧水创口局部冲洗和创口消毒，注射破伤风抗毒素和狂犬病疫苗，创口不宜立刻缝合，暴露 48~72 小时后再进行处理以防厌氧菌感染。怀疑伤口感染时，全身应用抗生素。

如皮肤创口较浅，组织肿胀不明显，术后可不进行加压包扎，如创口较大、较深、组织肿胀明显并排除了眼球破裂伤可能，则需要加压包扎 24~48 小时，配合医生进行加压包扎不但

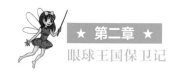

有止血消肿的作用，而且有一定的止痛作用。污染较重的创口，怀疑有异物残留或有眶脂肪脱出者术后可预防性应用抗生素3日。隔日换药，换药时医生会检查伤口愈合情况，有无感染溢脓，并调整用药。眼睑缘缝线10~14日拆除，皮肤缝线7日拆除。由于伤后瘢痕收缩致畸形者，伤后6个月可考虑整形手术。

★ 眼球破裂怎么办？

眼球破裂包括眼球穿孔伤和贯穿伤，前者为致伤物一次穿过眼球壁达眼球内，后者则为致伤物两次穿过眼球壁，即眼球上有入口，也有出口。眼球穿孔伤容易合并眼内其他组织的损伤，甚至有发生感染、眼内异物存留的危险。刀、铅笔尖等细长锐器刺伤多为眼球单纯性穿孔伤。碎屑飞溅伤、枪伤，多并发眼内异物或为贯穿伤。

眼球破裂时，会有热泪流出的感觉，这是眼内容物从眼内脱出的表现。此外，还会出现怕光、流泪、疼痛及视力减退等症

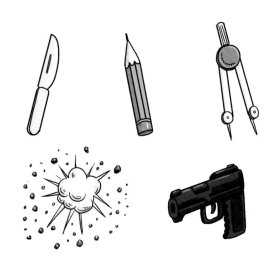

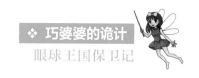

状。无眼内容物脱出的单纯性眼球穿孔伤可发生在角膜及巩膜上。虽然同时也可伤及眼内各种组织，但因伤口不大，无眼内组织脱出，所以仍保持着眼球的形态，或保持一定的视力。伴眼内容物脱出的眼球穿孔伤常合并前房积血、低眼压、眼球结构紊乱等。

在被利器扎伤后将伤眼遮盖并马上就近就医，避免压迫眼球造成眼内容进一步脱出，不要自行清洗以免眼内容物流出。

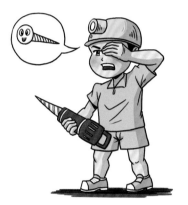

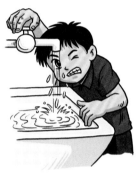

医院的急诊处理目的就是尽量封闭伤口，保留眼球的完整性，为进一步恢复视功能的治疗或二次手术打下基础。再次手术需要在急诊手术后，由医生进行眼部详细检查，再制订适宜的手术方案。

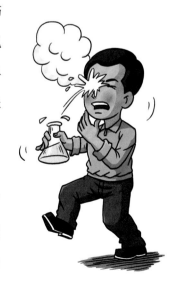

★ **眼部化学烧伤怎么办？**

眼部化学性烧伤是指酸、碱或其他有强刺激性的化学物质溅入眼部而引起的损伤，其损伤程度和预后取决于化学物质的

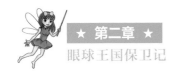
性质、浓度、渗透力、作用方式，与眼部接触的时间、面积，以及温度、压力等。化学性眼外伤的预防工作十分重要。一旦发生眼部化学伤应立刻进行治疗，紧急治疗完成后再进行详细的眼部检查。

充分冲洗是现场急救化学性眼外伤最初也是最关键的一步。

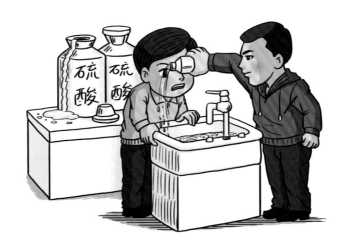

接触酸、碱等化学物之前，都应具备自救与互救的知识。一旦发生眼化学伤，应争分夺秒急救，现场的冲洗急救是最重要的，应用大量清水冲洗眼部。冲洗时应翻转眼皮，转动眼球，将化学物质彻底洗出。冲洗应至少30分钟，然后送至医院再行冲洗。医生会首选生理盐水反复充分冲洗患眼。现场不具备条件时，未经消毒的水也可用来冲洗。但须特别注意，不要用酸或碱性液体来中和致伤物质。冲洗完成后5~10分钟可用试纸检测，pH应达到7。

现场急救后仍需要进行后续治疗。在烧伤初期即行适当的创面清创处理，同时用阿托品散瞳，并行抗感染治疗。出现眼球粘连等后遗症者，在病情稳定后选择合适的手术方式进行进一步治疗。

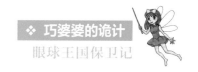

★ 什么是电光性眼炎？

黑猫提醒灵西紫外线异常强烈，烧伤了可担待不起。那么现实生活中，紫外线也会对我们的眼睛造成损伤，这就是电光性眼炎。它是眼科最常见的一种物理性损伤，系暴露于短波紫外线的结果。多见于金属焊接工人或水银灯下电影工作者。近年来，紫外线消毒设备进入家庭，如紫外线消毒柜、酒柜，甚至紫外线灭蚊灯导致的电光性眼炎也屡见不鲜。电光性眼炎也称雪盲。高原、雪地、水面的反光也可造成眼部损伤。

患者都有紫外线照射史。可以是直接照射所致，但更多的是从旁边散射而来，每次剂量虽小，由于紫外线照射有累积作用，当暴露时间在 1 日之内累积到 15 分钟以上时，经 6~10 小时，即可出现症状，所以发病时间往往是黄昏或深夜。双眼同时出现刺痛感并逐渐加重，产生剧痛、怕光、流泪、眼睑痉挛等症状。

在治疗方面，轻症无须特别处理，可局部滴用抗生素滴眼液及涂眼膏，双眼遮盖，休息 1~2 日即可恢复正常。对症状较重、疼痛较甚的患者，除用抗生素局部滴眼外，剧痛时可用少量表面麻醉药暂时缓解症状。因该药有抑制角膜上皮生长的作用，故只作为临时使用，不能作为常规治疗手段。

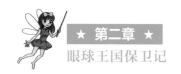

我们可以知道，电光性眼炎虽然极少造成视力损伤，但是眼痛明显，非常痛苦。所以日常生活中我们要注意预防。不看正在工作的紫外线设备，开启后需要远离。滑雪或焊接工作时戴护目镜，并注意时间。

我们同灵西一起，一口气学习了多项眼外伤的防治知识，现在保护措施已经牢记于心，大家都已做好准备遨游火海，让我们不畏艰险，继续前进。

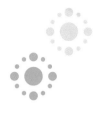

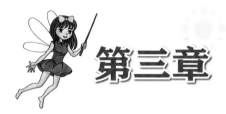

第三章

❖ 遨游火海

"快上船吧！我得划好久呢！"黑猫拉着灵西走到火海边缘，"希望马吉特巫师没有骗我，不然咱俩跳进火海一起变成灰，嘿嘿……"黑猫捋捋胡子，狡黠地笑着。

"不过……黑猫先生……船在哪呢？"张灵西环顾四周，并没有觅到任何船的踪影。

"就是它……瓶中宝船！"黑猫说着从怀里掏出一个透明酒瓶，"看，还挺豪华的呢！"

灵西仔细端详着黑猫手中不足半米的酒瓶。那瓶壁通透，坚韧的木质瓶塞紧紧地堵在瓶口，使整个微缩的空间与外界隔绝。瓶中央可见一艘木质结构的中世纪帆船，桅杆上巨大的风帆随风扬起；下方是绿色混浊的波

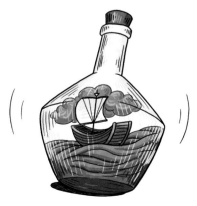

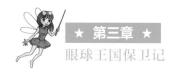

涛，帆船随着浪花前后摇曳；上方是昏暗的天空，几朵乌云遮蔽阳光，云下的风暴将船帆吹打得左摇右晃。

"你在开玩笑吧……黑猫先生！"灵西指着瓶中船，"这难道不是个模型？咱们怎么可能划这么小的船去湖心岛呢？马吉特巫师不会真的是要你我抱着这个瓶子跳进火海吧……"

"哈哈，你得打开思路，发挥你的想象力哦！"黑猫将金船桨的一端递到灵西手中，随后拔开瓶盖将宝瓶扔进火海，"抓紧了，小公主！"

张灵西还未回过神就已经被一股强大的气流抛上了天空，随后又急速下坠，瞬间像穿过了层层迷雾，她紧闭着双眼，感受到炽热的火焰燎烤着脸庞，而同时后背又仿佛被狂风骤雨拍打着。再睁眼，已重重地摔在地上。

"确切地说，是甲板上！"一旁的黑猫依旧优雅地踱着步，"看看这帆船多棒！就是天气有些恶劣！"

灵西观察着四周，自己已置身瓶中。向上看，天空乌云密布，豆大的雨点拍打在身上；向前看，黑猫手持金桨，奋力地划行；向下看，灰绿色的巨浪冲击着船身；向后看，暗绿的轨迹之外是无垠的火海……

"看这冰火两重天是不是很刺激呀？"黑猫仰起头，肆意地享受着雨水，"这瓶中宝船有自己的微环境，看外面红彤彤的一片可是火海滚烫的岩浆呦？"

灵西想伸手摸摸海浪，但又胆怯地缩回来："我在想一会儿我们要怎么从瓶子里出去呢？"

"我们马上就到湖心岛了，现在你什么都不用想，好好享受这火海

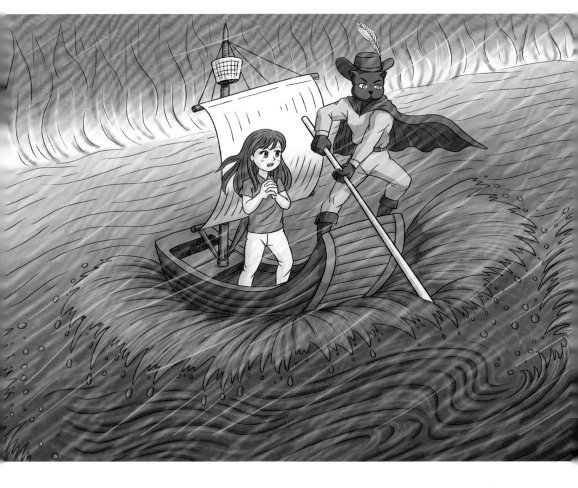

遨游吧！"黑猫挥挥船桨，指着前方隐约可见的小岛，"怎么出去，我们就听天由命吧！"

灵西望望天空，感受着凛凛的海风。不知不觉，小船已乘风破浪，伴着无边的火焰和汹涌的浪潮，驶达湖心岛的岸边。

"哇……哇！"忽然耳畔传来沙哑的叫声，顺着声音的方向，灵西看见一只长着金色大嘴的巨型乌鸦，扑扇着翅膀从她的头顶飞过。

"嗨，克拉克！"黑猫冲大乌鸦不停地挥手，"我们在瓶子里呢！你

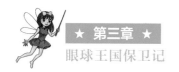

看起来像个史前怪兽了！"

"哇……哇！"乌鸦一个俯冲将宝瓶叼起。

"哦，轻一点啊，克拉克！你这么摇晃，我们这里跟海啸了一样！"黑猫用力撑着桨，但巨大的海浪还是一次次将帆船淹没，"抓好桅杆，灵西公主！"

"它好像听不到你说话吧？黑猫先生，这难道是那个奸商乌鸦？"灵西回忆起上次来眼球王国被克拉克欺骗的情景，"这个乌鸦还是油嘴滑舌的吗？"

"哈哈，你还见过克拉克呢？"黑猫一边用力拉住风帆抵抗海浪，一边回头看着灵西，"它可是马吉特巫师的得力干将哦！"

正说着，海浪突然平静下来，翠绿的海面泛起金光，波光粼粼中倒映出天空中色彩斑斓的霞光。

"出来吧，灵西！"还未欣赏够周遭的美景，一阵阵悠长的呼唤便环绕耳畔，随后周身便生腾出一股股燥热的蒸汽。突然"嘭"的一声巨响，灵西就像乘坐火箭一般从帆船上喷射

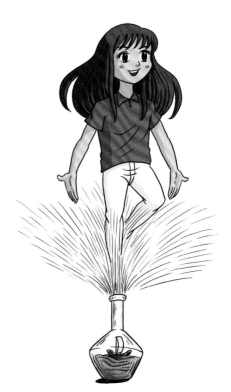

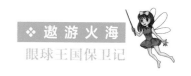

升空，继而一股强大的气流如龙卷风般将其裹挟再甩出。等她睁开眼睛，眼前的景象熟悉而陌生。

一口透明的"大锅"悬于大堂中央，四根粗大的铁链缠绕着锅沿，锚定于洞顶。锅里斑斓的液体在不停蒸腾，黏稠的气泡此起彼伏，散射出七彩的光芒及哔哔啵啵的爆破声。环绕四周，斑秃简陋的墙壁上挂满了木制的试管架，每支试管内封存了不同的药水，五颜六色，不一而足。

"嘿，这个出场形式真是太炫了！"一旁的黑猫掸掸靴子上的土惊叹道，"我们是从瓶子里喷出来的吧！"

"确切地说，你们是从锅里跳出来的！哇……哇！"站在试管架上的乌鸦克拉克搭腔道，"还不看看你后面的毛有没有被烫秃，哈哈哈！"

"哼，你再多嘴，看我把你的毛拔秃！"黑猫厉色瞪着乌鸦，然后仰头看着屋顶，"愿赌服输，金桨还给你，马吉特巫师！"

"嗨！好的！"正当灵西迅速回忆这奇幻遭遇之际，头顶突然被轻轻敲了一下，骑着金色长尾扫帚的马吉特巫师正盘旋于屋顶。她依旧瘦削高挑，头戴长尖顶宽檐大礼帽，身着宽松的黑色长袍，脚蹬尖头高跟长靴，手里还握着黑猫刚刚递过来的火宝石金桨。那星星点点的金光伴着滑行的轨迹闪烁着，如同耀眼繁星。

"马吉特巫师……真的改邪归正了！"灵西望着眼前慈眉善目的巫师，激动地说。

"这个问题让人怎么回答呀，小姑娘？"克拉克在一旁先提出异议，"坏人会承认自己是坏人吗……"

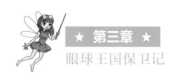
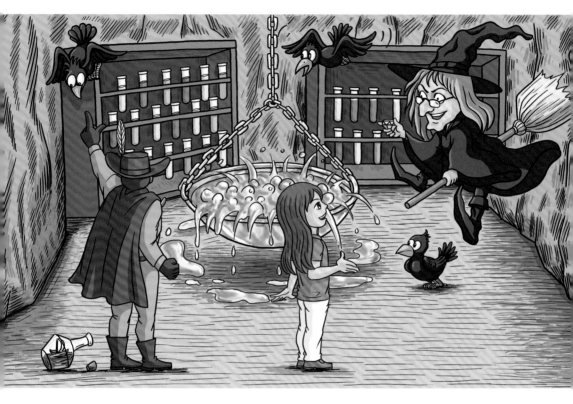

　　"别越描越黑了，克拉克，我只是一时糊涂！"马吉特巫师打断了克拉克的聒噪，"这次我是真的来帮助你的，灵西公主！"

知识宝库四：
翻滚的岩浆——玻璃体混浊与积血

　　晶莹剔透的果冻湖已面目全非。灵西在乌云密布的瓶中宝船护送下浮浮沉沉，最终穿过了岩浆翻滚的火海。而我们眼睛的果冻湖——玻璃体，也可能遭受各种致病因素的冲击，变成乌云漫天或赤红一片的"火

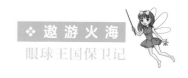
海"。让我们一起来了解一下玻璃体病变的相关知识吧。

★ 什么是玻璃体后脱离?

当体检报告或眼科检查后医生告知玻璃体后脱离时，许多人都会惊慌失措。因为听到"脱离"二字，人们便会联想到视网膜脱离等严重影响视力甚至导致失明的疾病。但玻璃体后脱离其实是玻璃体老化过程中必然发生的正常生理过程。随年龄增长发病率逐渐增加，50岁以上的正常人群，一半以上都存在玻璃体后脱离，80岁以上者则均已发生玻璃体后脱离。玻璃体后脱离好发于高度近视患者，也可继发于糖尿病等疾病，因此有上述疾病的人可能出现玻璃体后脱离的时间会早于正常人群。比如，高度近视者可能30岁甚至20岁就会出现症状。

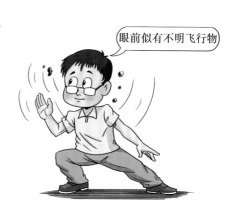

眼前似有不明飞行物

玻璃体后脱离主要表现为眼前黑影或伴闪光感，也就是大家熟知的"飞蚊症"。随眼球运动而变换位置的圆圈样、丝状、虫样、蝌蚪状半透明或不透明飘浮物，观看浅颜色背景时飘浮物明显增多。偶有

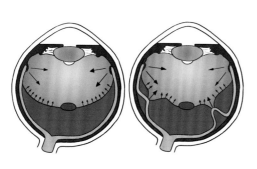

眼前闪光感，像照相机的闪光灯一样，常在光线昏暗时发生。

玻璃体后脱离通常不需要治疗。发生"飞蚊症"或

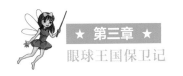
闪光感时，应该预约门诊，由医师仔细检查周边视网膜，警惕玻璃体后脱离时牵拉视网膜，发生视网膜裂孔、视网膜脱离的可能。

每年随诊观察眼底情况，如出现眼前黑影遮挡感或视野缺损应立即就诊，若检查伴发急性视网膜裂孔者须尽快进行眼底激光治疗或视网膜冷凝手术。

★ 玻璃体混浊怎么办？

玻璃体混浊是"飞蚊症"最常见的病因。它是玻璃体老化的表现。往往由于老年性玻璃体变性、高度近视眼等出现玻璃体液化，出现条状或点状混浊物。

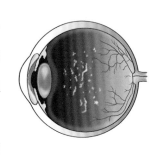

这些混浊物漂浮于玻璃体内并投影到视网膜上出现症状。患者会出现眼前黑影随眼球运动飘动。晨起或闭目休息后减轻，活动后再度出现。伴随或不伴随视力下降。老年人或高度近视者居多。与玻璃体后脱离一样，正常的生理变化是无须特殊治疗的。在生活中，应尽量适应自身的老化过程，不过分关注飘浮物反而会自觉症状减轻。

★ 玻璃体积血怎么办？

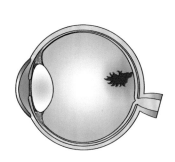

玻璃体本身没有血管。但玻璃体像一个大容器，眼部或全身性疾患引起眼内组织损伤、血管破裂出血，都可能流向玻璃体，造成玻璃体积血。因此玻璃体积血的病因多种多样，如糖尿病、高血压等全身

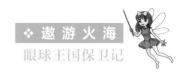

病史、外伤史、内眼手术史、肿瘤病史等。

患者会出现突然间无痛性视力丧失，或突然出现眼前黑色飘浮物自下而上并伴闪光感。

在治疗方面，少量玻璃体积血可予以促进积血吸收的药物治疗，如碘剂、云南白药或中药等。中等量单纯玻璃体积血可在积极的药物治疗基础上观察1~3个月，待积血自行吸收。如吸收不佳或合并视网膜脱离可考虑玻璃体手术治疗。大量玻璃体积血或玻璃体积血合并视网膜脱离者应及早手术。

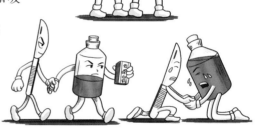

在关注玻璃体积血吸收的同时，要积极治疗高血压、糖尿病等原发病。少量至中等量玻璃体积血可在3~6个月吸收，已做玻璃体手术的患眼吸收可更快。大量玻璃体积血往往会吸收不佳，需要尽早手术治疗。

马吉特的火焰

"马吉特巫师，听说汤婆婆和巧婆婆是您的徒弟？"灵西赶紧求证传言的真伪。

"这个嘛？只能说是在她们刚学习魔法的时候指导过一段时间。"马吉特继续在屋顶盘旋，"她们现在本事挺大，可不叫我老师了！"

"那您的法术肯定要比她们更强一些，比如那个过火海的瓶中宝船已经让我目瞪口呆了！"灵西激动地拉住马吉特巫师空中悬下的衣摆，

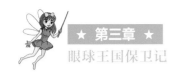

"现在我们都靠您了！"

"先松手吧！还是得靠你呀！"马吉特巫师被灵西突然一拉失去了平衡，顺势收起扫帚，降于大家面前。

"只要汤婆婆和巧婆婆得不到你手里的宝石，她们也就不能在这里作威作福！"马吉特巫师握握灵西的手，"只有你才能救眼球王国！"

"可是……我 ……不但没有帮上忙，还害了河马智者，害了蜜蜂守卫，害得大家无家可归……"灵西想着之前的历险，委屈地流下眼泪，"而且，我手里根本没有宝石！河马智者的金宝石也是在我手里被巧婆婆抢走的……"

"河马还是舍不得他的……水晶屋啊！"马吉特巫师提到故友，深深地叹息，"果然，他还是不能陪你一起把火海的火宝石送回来……"

"火宝石？大鸟？河马智者？"灵西仿佛明白了什么，"大家把希望都寄托在我身上了……"

"还有，马吉特巫师，您能救救蜜蜂守卫吗？听说您可以解开封心魔咒！"灵西抹抹眼泪，焦急地询问，"求求您了！"

马吉特巫师望着不知所措的灵西，没有安慰也没有解释，只是抬起手，轻轻地放在她的头顶。泪流满面的灵西顿时觉得周围升腾起温暖之光，伴着药锅绮丽的彩晕，仿佛时间静止一般，周围寂静无声，只有那如梦如幻的回忆夹带着无尽的哀伤久久难散……

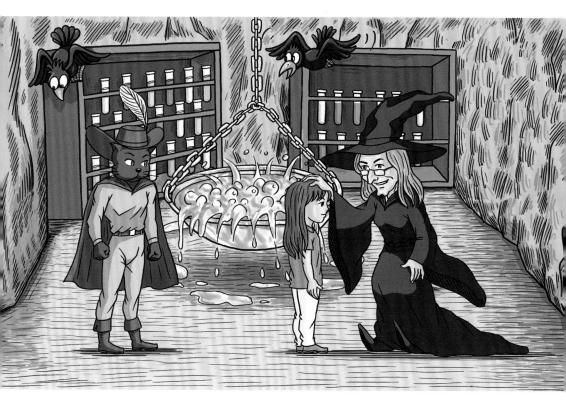

"啊……"不知过了多久，伴着马吉特一声惊叫，仿佛沉睡了百年的灵西突然又回到现实。

"您怎么啦？"灵西看着眼前脸色惨白、表情错愕的马吉特巫师关切地问。

"没什么……只是想到了封心魔咒的威力。"马吉特嘴角颤抖，"只有集齐 5 颗宝石，才能解开魔咒，但从来没有人完成过这个任务。"

"这么说宝石传说是真的？我们集齐宝石就可以实现愿望？"灵西不但没有灰心，反而又燃起新的希望，"我知道金宝石、木宝石都在那两个巫婆手里，火宝石在这里！"说着，她指指马吉特怀里那被宝石映衬得熠熠生辉的金浆。

"还有一块宝石在你身上！"黑猫拍拍灵西的肩膀。

"所以我们是二对二，有意思哦！"久未开口的克拉克也激动起来，"看来哪边先得到第三块宝石至关重要呀！"

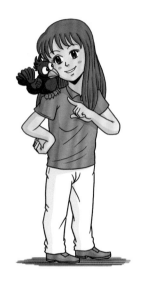

"快快快，小公主，你现在有钱了，买下我克拉克的升级版电子地图吧！你以前见过这个高科技产品吧？"克拉克扑扇着翅膀落在灵西肩头，"它可以寻找到宝石的方位呦！别再拿几个玉米豆打发我了！"

"你这个奸商当着马吉特巫师的面也开始骗人啦？"灵西生气地跺跺脚，"要是那么厉害，你自己早就集齐宝石实现愿望了，还用在这里骗钱吗？"

"哼！你问问马吉特巫师，这个火宝石怎么找到的！还不是火海降临的时候，我的高科技电子地图中央芯片爆出来的！"看着咄咄逼人的灵西，克拉克求助马吉特巫师并极力地辩解道，"难道凭你那口大锅我们就能不被烧成灰吗？马吉特巫师，你倒是说几句呀！"

"嗯，灵西，确实是电子地图感应到危险后报警，我们才得到的火宝石！"马吉特巫师不紧不慢地说。

"能不能说得具体一点啊！那么大的场面都略过啦？"克拉克一跃又飞到马吉特巫师身边，"果冻湖警报震天，巨浪般的岩浆从天而降，你拉着我跳进药锅，火海瞬间吞噬了一切，电子芯片一蹦而爆，整锅的

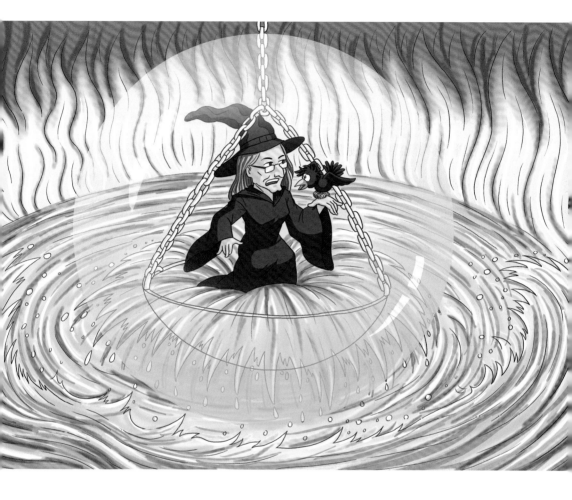

　　魔法药水喷溢四溅，火宝石横空出世，魔力罩将我们与外界屏蔽，无垠的火焰让这里毁于一旦……这些怎么都不形容一下！"

　　"要是没有电子地图，我恐怕毛都剩不下一根了！"克拉克越说越激动，"还有让我日夜兼程把火宝石送给河马智者，你还说他那里比我们这安全，现在看看，就折腾我一个人了……"

　　"可是我没明白是电子地图救了你们还是马吉特的魔法药水救了你

们啊？那个爆炸的如果是电子地图的芯片，为什么它现在还能完好无损的使用呢？"灵西夺过克拉克手中完美如新的电子产品仔细观察。

"因为电子地图的芯片就是用熬制魔法药的不灭圣火凝集而成的！你看……就是大锅下面那团不会熄灭的火！"克拉克指着大堂中央的七彩药锅，"反正这些都是高科技的产物！"

"高科技的产物？"灵西突然心头一惊，"我想到了，马吉特巫师！我有宝石的线索了！"

"之前河马智者说木宝石是水晶屋的核心部件，金宝石是考尼尔工程的核心部件，现在火宝石又是'不灭之火'这个果冻湖的核心部件，那其他宝石一定也是眼球王国高科技的核心部件……"灵西慷慨陈词，"虽然我不知道为什么传言我身上会有一颗宝石，但是麦克乐城堡一定是有一颗宝石的，因为那里还有一个最重要的高科技核心部件！"

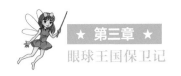

"麦克乐传送点！"所有人都不约而同地想到了一个名字，那个能开启金光大道，联接梦幻与现实的神奇装置。

"你说得很有道理……"马吉特巫师频频点头，"但是麦克乐城堡是汤婆婆和巧婆婆的老巢，太危险了！如果失败了，我们手里的宝石也难保了，那可是满盘皆输啊……"

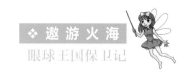

"再危险我也要去闯一闯，而且那两个巫婆还相信我身上有一块宝石，她们找不到不会把我怎么样的！"灵西目光坚毅，执意前往。

"好，既然你这么有信心，那我这副老骨头只能奉陪到底了！"马吉特巫师露出慈祥的微笑，"我收拾一下行囊，即刻启程！"

"我也去，我也去！"克拉克紧随而来，"我可控制不了这汹涌的火海，而且你还要把火宝石带走。"

"我也愿助一臂之力！"黑猫扬扬嘴角，"还是果冻湖风景好一些，嘿嘿！"

灵西看着性格迥异，但却不畏危险、奋力帮助自己的同伴们，心中百感交集……

知识宝库五：
炫彩的药锅——糖尿病视网膜病变

马吉特巫师的不灭之火和五光十色的炫彩药锅，将大家惩恶扬善的斗志渲染到了极点。我们眼底也存在着一种多发而又色彩斑斓的疾病；而且它就像无法燃尽的不灭之火一般，其原发病也只能控制，不能治愈；随着病程的发展，逐渐将眼底的病变推向高潮。这就是——糖尿病视网膜病变。

★ 什么是糖尿病视网膜病变？

糖尿病是一种以累及全身微血管系统为主的代谢性疾病，其并发症可累及心、脑、肾、眼等多种重要的人体器官。其中糖尿病视网膜病变

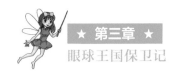

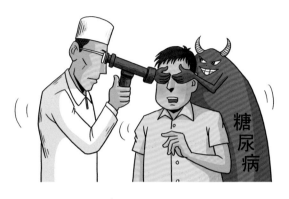

是糖尿病眼部的主要并发症之一，严重威胁患者视力及生活质量。全球大约有 3.8 亿糖尿病患者，预计到 2035 年，这一数字可能达到 5.9 亿。糖尿病视网膜病变是导致成年人视力损害的主要原因之一。

我国的糖尿病视网膜病变患病率是 28%~43%，按目前的发展趋势，10~20 年后，将增加到 54%。虽然当前中国致盲的主要眼病为白内障，但随着白内障手术的广泛开展，由白内障导致的致盲率将不断下降，而患病率不断增长的糖尿病视网膜病变，将有可能取代白内障成为中国致盲的重要眼病之一。

糖尿病视网膜病变的病情可轻可重。轻者可无任何症状，部分患者可伴视力下降，眼前飘浮物增多。视网膜及玻璃体积血者可突然发生视力下降，眼前黑影遮挡。伴发青光眼者可发生剧烈头痛、眼痛。重度视网膜病变患者会出现玻璃体积血、牵拉性视网膜脱离、视神经萎缩等严重影响视力的病变。

上述这些改变都是糖尿病引起的微血管病变在眼部的表现。

★ 糖尿病视网膜病变可以预防吗？

提到预防，我们就要先了解导致糖尿病视网膜病变发生发展的危险因素。糖尿病视网膜病变的危险因素可以分为可干预的危险因素和不可干预的危险因素两大类。其中，可干预的危险因素主要包括糖化血红蛋

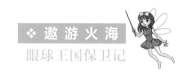

白、血糖、血压、血脂等；不可干预的危险因素主要包括糖尿病的病程、年龄、遗传和种族等。

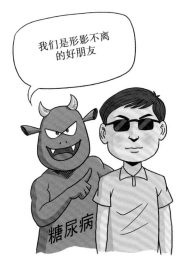

在众多的危险因素中，糖尿病病程和血糖控制程度是糖尿病视网膜病变的决定性因素。随着糖尿病病程变长，糖尿病视网膜病变的患病率逐渐增高，病情也相对越严重。糖尿病视网膜病变患病率在糖尿病病程小于5年者中为9%~28.8%，5~10年者为18.5%~56.1%，10~15年者为42.8%~54.0%，大于15年者76.2%~79.6%。总体趋势病程每增加1年，糖尿病视网膜病变的患病风险增加1.2倍。

糖化血红蛋白水平是监测患者过去2~3个月血糖控制水平的指标，并可以反映患者的血糖波动情况，它比空腹血糖更能反映病情的控制程度。保持接近正常的血糖水平能降低糖尿病视网膜病变发生和进展的风险。空腹血糖小于6.0mmol/L，糖化血红蛋白小于7.0%能使眼、肾、心脏并发症的发生危险降低2/3~3/4。对于糖尿病患者，一般不用某次血

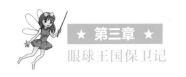
糖的数值判断血糖控制水平或预测糖尿病视网膜病变的发生风险，而通常将糖化血红蛋白作为检测指标。糖化血红蛋白推荐控制目标为 7% 以下。

因此我们可以知道，对于糖尿病患者来说，想预防或延缓糖尿病视网膜病变的发生，可以从控制血糖、糖化血红蛋白等全身指标进行努力。配合定期的眼底检查和及时干预，就可以将视力的损失降到最低。

★ 患糖尿病视网膜病变怎么办？

糖尿病视网膜病变的治疗原则是控制血糖、血压、血脂，稳定全身情况；根据不同时期进行药物、激光和手术治疗。

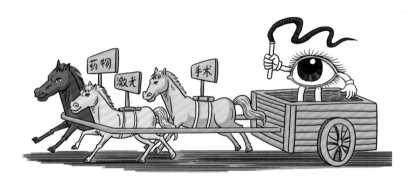

对于没有症状的早期糖尿病视网膜患者，主要是控制血糖及全身状况，定期复查。

对于存在大量出血点、视网膜缺血严重的患者，应采用全视网膜激光光凝治疗。全视网膜激光光凝的目的是降低视网膜的耗氧量，改善视网膜缺血，防治视网膜新生血管。治疗一般分 3~4 次完成，每次间隔 1~2 周。光凝虽然不会提高视力，但可以有效阻止视网膜病变的进一步发展。此外，光凝并不会降低视力，而恰恰相反，某些患者的周边视网

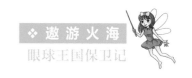
遨游火海
眼球王国保卫记

膜病变已非常严重，但由于掌管视力的黄斑区没有受到影响，自觉症状不明显而拒绝全视网膜激光光凝治疗。这样可能造成视网膜病变无法有效控制而快速进入严重期，那时视力显著下降，手术已不可避免，患者身心都会经历巨大的考验。

玻璃体积血、视网膜脱离等重度视网膜病变患者，可在玻璃体内注射药物以对抗新生血管，并及时进行手术治疗，以挽救视力。

作为糖尿病患者本身能做的就是控制血糖、血压、血脂水平在正常范围，减少波动，尽量延缓视网膜病变的发生。并按照医生的要求定期检查眼底，建议糖尿病患者未见眼底病变者应每年检查眼底；轻中度糖尿病视网膜病变患者应每半年检查眼底，在病变出现时配合医生完成激光治疗，以免延误病情；对于已经发生玻璃体积血、视网膜脱离等严重糖尿病视网膜病变的患者，应尽早完成手术治疗，并1~3个月进行一次眼底检查，以免造成视力的进一步损伤。

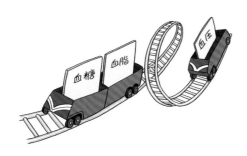
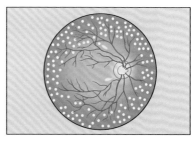

我们学习了如七彩药锅一般耳熟能详又色彩斑斓的糖尿病视网膜病变，也了解了浇灭造成视网膜病变的"不灭之火"的关键就是控制血糖和配合治疗。现在，我们又要整理行囊，同灵西一起向麦克乐城堡进发。

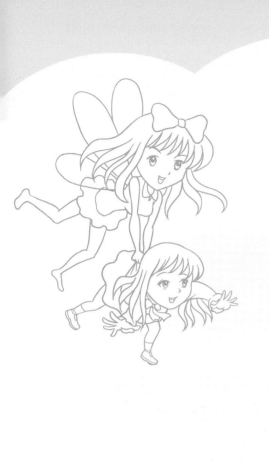

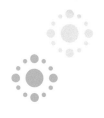

第四章

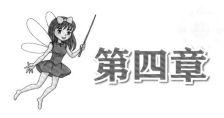

❖ **进军麦克乐**

"来吧，瓶中宝船，带我们去麦克乐城堡！"马吉特巫师一声令下，一行几人就顺利移动到了麦克乐的海滩。

"原来这船不用划也能到目的地呀！"黑猫下船后噘嘴抗议道，"还有我们来的时候瓶子里为什么狂风暴雨的，这次却是风平浪静？"

"因为瓶子是我克拉克选的！哈哈哈，谁让你出发之前不看看瓶子里面的情况！"克拉克捧着肚子嘲笑黑猫，"你选了个划行难度最高的宝瓶，我还以为你要参加帆船挑战赛呢！"

"那么，我们怎么才能到达传送点呢？"灵西看着麦克乐城堡周围森严的守卫，不禁打了个寒战。

"我们光明正大地走进去就行了！"马吉特巫师笑着朝灵西挥舞了一下魔法棒。

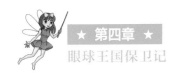
"怎么回事？"瞬间灵西从头到脚被晶莹的亮粉环绕，声音却逐渐变得尖锐，"我怎么……这么胖了？"

"哈哈哈，你再加上这种大笑就更好了，非常爽朗的那种！"克拉克举着它的电子平板飞过来。从荧屏的反光中，灵西看到了一张惊愕的胖脸……

"快跑，巧婆婆来了！"灵西尖叫一声，拉着身边的马吉特巫师冲了出去。

"喂喂喂，看把你吓的，你得适应一下自己的新形象！"马吉特巫师拍了拍灵西的肩膀，"你现在是……巧婆婆啦！"

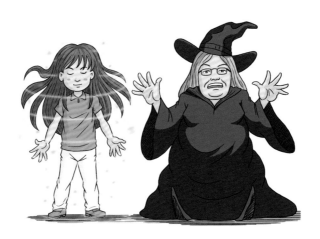

"是啊，天衣无缝！就是你这慌慌张张的性格太容易暴露了！"克拉克又举着平板飞过来，"快欣赏一下吧！"

望着镜中这个头戴尖帽、身披黑袍的肥胖巫婆，灵西真是欲哭无泪。她摸摸自己长满横肉的脸，蒜头一般的鼻子，又推了推鼻梁上的金丝边框眼镜。

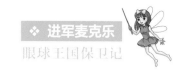

"还能变回来吧，马吉特巫师？"她扶着扫把一跃腾空而起，"啊，这个还能飞呢！"

"跟你说要加上'哈哈哈哈'的忘情大笑！"克拉克也飞上天指导着灵西，"注意方向，别看下面，往前看，笑起来！"

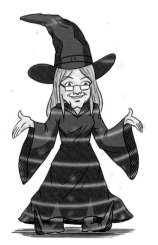

在天上东倒西歪地横冲直撞一番后，灵西终于有个巫婆的样子了，骑着扫帚恣意地盘旋着，空中留下了一道道螺旋形的轨迹。

"不耽误时间了，记住你是巧婆婆了！"马吉特巫师甩甩魔棒，转了一个圈，自己也变成了另一番模样，"而我，是汤婆婆！"

"原来传说中的汤婆婆长这样啊？"灵西仔细打量着眼前的巫师。她身材瘦小，大大的尖顶帽仿佛要遮住整个脸庞，小小的眼睛尽力地瞪着，如同可以展平眼角的鱼尾纹一样，厚厚的嘴唇翕动着，未出声

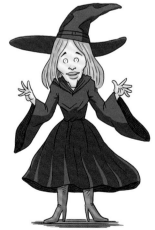

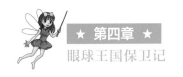

就带出骇人的厉色，脚上一双20厘米的红色高跟鞋十分抢眼，但却与整个造型格格不入。

"来来，给我也变个身吧！"黑猫跃跃欲试。

"还有我，还有我！"克拉克也不甘示弱。

"别添乱了，你不是本身就是城堡守卫吗，黑猫？"马吉特撇撇嘴，"还有你，克拉克，你躲进我帽子里就行了！"

"哼，我也想体验一下啊！""就是就是！"两人提出了抗议。

"好了，咱们又不是来玩的，很危险的，我们就听马吉特巫师的吧！"灵西尖锐的嗓音停止了争论，"好，出发！"

不一会儿，变身后的一行人来到城堡大门前。"速速开门！汤婆婆和巧婆婆视察归来！"黑猫厉声命令着守卫。

话音刚落，只见大门徐徐拉开，映入眼帘的并不是宽敞的大厅和步道，而是一条条迂曲蜿蜒的小路，小路的间隙是涌动的岩浆。

"城堡怎么变成这样了，我记得上次进来还是金碧辉煌的……"灵西小声嘀咕着。

"不知道这是不是魔幻阵？"黑猫擦擦脸上流淌而下的汗珠，"但是岩浆的热度可是很真实哦！"

"电子地图显示传送点位置就在北方哦！"马吉特巫师的帽子里传来模糊的音响，"我能出来透透气吗？我克拉克要热死了！"

"现在还不行！克拉克……"马吉特巫师将帽子向上抬了抬，露出一条缝隙，轻声道："你就这样透透气吧！"

"好，我们直奔传送点！克拉克指路！灵西跟上！飞起来喽！"马

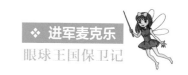
吉特巫师手持扫帚腾空而起。一挥手，灵西的扫帚也飘了起来，变成巧婆婆的灵西拖着笨重的身体奋力爬上扫帚。"还有我！"黑猫也一跃跳上灵西的扫帚。一行人一路向北，低空飞行。

"前面有座冰山，传送点在冰山的黑山洞里！"克拉克描述着目的地的位置。

"冰山？难道不是火山吗？"灵西疑惑不已。但转眼刺骨的寒风扑面而来，一座壮丽的冰山已横于面前……

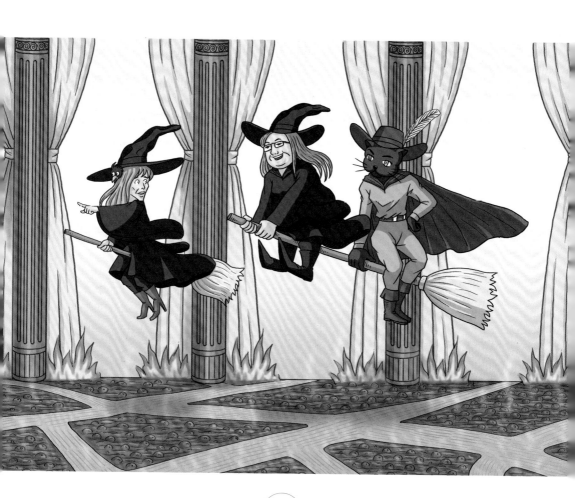

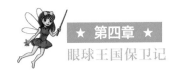

知识宝库六：
变形的麦克乐城堡——动脉硬化与高血压引起的眼部疾病

灵西终于来到了魂牵梦萦的麦克乐城堡，而映入眼帘的并不是宽敞的大厅和步道，而是一条条迂曲蜿蜒的小路，小路的间隙是涌动的岩浆。这步道就好像我们眼底的血管一样，健康的时候宽阔有弹性，而疾病状态下就有可能变得迂曲或狭窄，仿佛中了巫婆的诅咒。眼底的动静脉是全身唯一可以直接进行活体观察的末梢血管，它们的改变往往反映出全身循环功能的异常。特别是对于高血压患者而言，眼底动脉硬化可作为病情发展、器官受损的参考指标之一，具有很重要的临床意义。

★ 什么是高血压视网膜病变？

血压升高与眼底动脉硬化及高血压视网膜病变关系密切。无论血压是否得到控制，血压升高6~8年后多会出现广泛的眼底动脉硬化，表现为动脉变窄，且血压值越高，视网膜血管越细。

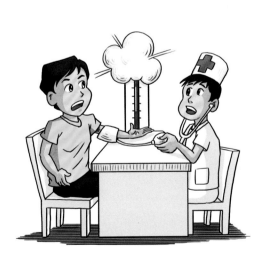

高血压视网膜病变患者多存在高血压的表现，如头痛、头晕，也可无不适。眼

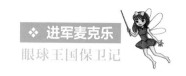

部症状可有视力下降或无任何不适。血压值收缩压大于 160mmHg 或/和舒张压大于 95mmHg。眼底检查可见视网膜浅白色或红色斑、黄色渗出、点线状出血，同时可伴发动脉、静脉阻塞改变等。高血压还可影响视神经，可有视神经水肿或萎缩。此时视力下降非常明显。

无明确高血压病史的患者出现眼底动脉硬化，可能提示其处于高血压前期。血压正常者出现广泛或局部的眼底动脉缩窄，其罹患高血压的风险大幅提高。因此定期进行眼底检查，特别是对于高血压患者来说，是非常重要的。

高血压视网膜病变的发现对冠心病、脑卒中等其他高血压靶器官受损也具有提示作用。高血压者眼底镜检查诊断为视网膜动脉硬化的患者患冠心病的风险是眼底正常者的2~6倍。存在高血压视网膜病变者发生冠状动脉病变的风险是无视网膜病变者的2倍。眼

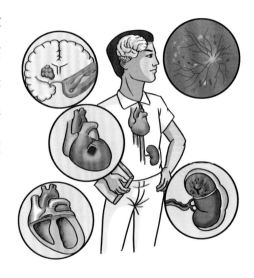

底呈现高血压性视网膜病变也可作为脑卒中的预测指标。具有视网膜病变者患脑卒中的风险是无病变者的2~4倍。

因此，对于眼底检查发现动脉硬化表现的患者来说，及时进行血压的检查并在医生的指导下及时进行内科治疗是非常必要的。

建议仅视网膜动脉硬化的患者常规降血压治疗，关注血压和视觉健

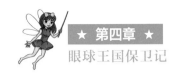

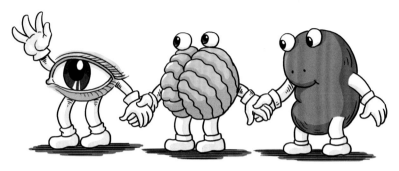

康情况，至少半年复查一次眼底；眼底出现病变的患者应该去心内科及神经内科就诊，进行冠心病及卒中的相关检查，并在专科医生的指导下进行降压药物调整治疗，至少3个月复查一次眼底；出现视神经病变的患者病死风险进一步增加，应紧急降血压治疗并在血压控制后行全身靶器官及心、脑、肾的检查。

★ 什么是视网膜动脉阻塞？

高血压患者眼底的动脉缩窄硬化，易发生视网膜中央动脉阻塞，近年来因非法眼部微整形注射导致者也屡见不鲜。视网膜动脉阻塞导致视网膜急性缺血，视力极度下降，是致盲的眼科急症，一旦发生需要紧急抢救。视网膜动脉阻塞分为视网膜中央动脉阻塞，即掌管视网膜总的血管阻塞；和视网膜分支动脉阻塞，即视网膜动脉的血管分支出现阻塞。

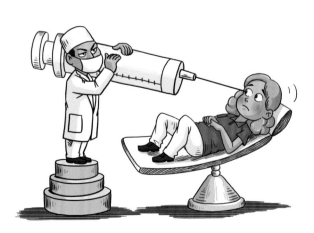

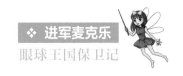

视网膜中央动脉阻塞表现为无痛性视力突然急剧下降至手动或光感。快者可在几秒钟内发生。部分患者单眼出现一过性失明，即眼前发黑数分钟后恢复正常。反复发作多次，最终致视力完全不能恢复。多单眼发生。眼底检查视网膜浅层混浊或变白，黄斑中心凹呈樱桃红点。视网膜动脉变细，小动脉血流停滞或为节段状。视网膜分支动脉阻塞则出现分支血管控制区域视网膜的病变及视物出现相应的暗影。

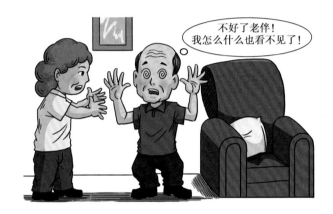

在治疗方面须急症处理，快速就诊并抢救是关键。90~120分钟内治疗得当可改善病情。抢救措施包括：

（1）降眼压治疗：按摩眼球；前房穿刺降低眼内压；全身应用降眼压药，乙酰唑胺500mg口服，以及局部应用β-受体阻断剂点眼。

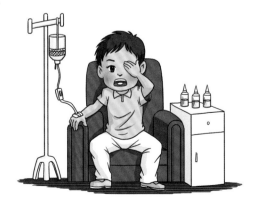

（2）扩血管治疗：包括吸入亚硝酸异戊酯或舌下含服硝酸甘

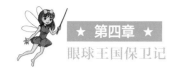
油。扩血管注射液输液，每日 1 次等。

（3）内科就诊了解全身情况。

应发病后 1~4 周复查，因发病后 4 周约 20% 患者发生虹膜或视盘新生血管，可继发青光眼。出现上述情况须行抗新生血管或激光治疗，否则有摘除眼球的风险。多数患者并发心血管疾病，故应于内科相关科室诊治。视网膜中央动脉阻塞视力预后差。多数患者最终仅能看到数指或手动。因此平时对高血压等内科疾病的控制及监测至关重要。在出现短暂发作失明时及时就诊进行眼底检查并行内科治疗也是降低患病风险的有效措施。

★ 什么是视网膜静脉阻塞？

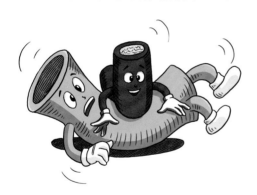

高血压患者的动脉硬化变细，会压迫伴行的静脉，导致视网膜静脉血流通过障碍，从而发生阻塞。也分为视网膜中央静脉阻塞和视网膜分支静脉阻塞。

视网膜中央静脉阻塞为最常见的视网膜血管病。表现为无痛性视力下降。单侧多见。眼底检查视网膜血管迂曲扩张，全视网膜弥漫性火焰状出血，像极了麦克乐城堡变形的步道。此外还可见视盘水肿、出血。如果视网膜缺血严重，患者视力将严重降低。视网膜分支静脉阻塞则出现分支血管控制区域视网膜的病变。

在治疗方面，需要综合治疗，可考虑使用活血化瘀的中药治疗。

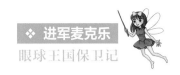

如眼压高于 20mmHg 则降眼压治疗。如缺血面积大或发现新生血管则应行视网膜激光光凝治疗。如不能及时随访，应考虑预防性视网膜激光光凝。黄斑出现水肿可选择玻璃体注射抗新生血管药物治疗。治疗内科原发疾病，如高血压、糖尿病等，不推荐纤溶制剂或激素治疗。

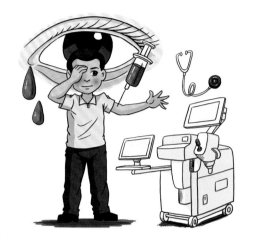

患眼的对侧眼约有 10% 发生视网膜静脉阻塞的可能。因此随访复查十分重要。视力大于 0.05 者，建议 6 个月内每个月复查 1 次。而后如病情稳定 1 年复查 1 次。视力小于 0.1 者 6 个月内每个月复查 1 次，而后根据病情调整复查时间。如有需要则应配合医生及时行视网膜激光光凝治疗。

进入麦克乐城堡，我们首先学习了高血压这个常见病可能导致的眼部损害，也明白了控制血压对于眼部保健的重要性。穿过如静脉阻塞时迂曲血管状的步道，灵西一行人即将到达麦克乐城堡的核心区。克拉克说那是冰山黑洞，但是刚刚还是爆裂岩浆炙烤下的大地，真能一下转换成冰天雪地吗？让我们继续探索。

真假冲击

"凉快！是不是到了？"克拉克在帽子里扑腾着翅膀。

"现在闭上嘴！别暴露身份！"马吉特巫师拍拍帽子，"这冰山的

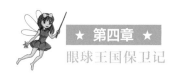
位置太突兀了！传送点在山洞里吗？"克拉克没敢张嘴，跺跺脚表示赞同。

"我们先去看看！"马吉特巫师收起扫帚，灵西和黑猫也紧随其后走进眼前这阴暗狭长的山洞。洞壁两侧昏暗的灯光忽明忽暗地闪烁着，寂静一片，只听到黑猫靴子夹杂着巫师高跟鞋踏地发出的凌乱响声，将气氛烘托得更加阴森恐怖。

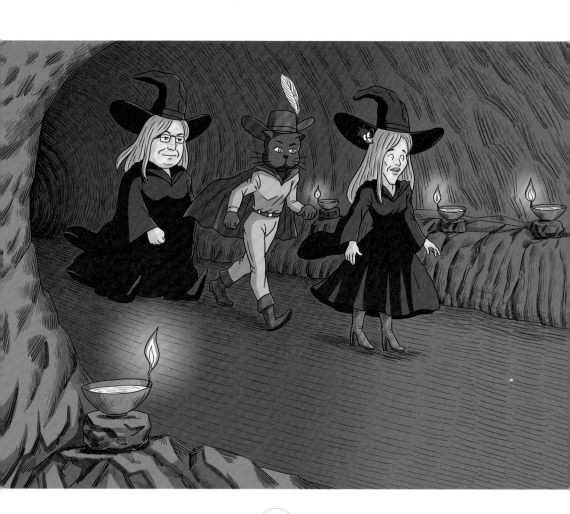

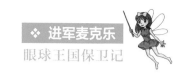
"好远啊！应该飞进去！"黑猫疲惫地抱怨着。但话音刚落，眼前便豁然开朗，开阔的广场尽入眼底，七彩霞光从冰山之巅照进广袤之地。只见传送点依然闪着金光矗立于广场中央。

"宝石应该就在传送点！"灵西说着冲出山洞向广场中央跑去。

"哈哈，巧妹妹！你也觉得宝石应该在传送点吗？"空中突然传来一声尖叫，那声音由远而近，突然一张瞪圆眼睛骷髅般的瘦脸贴在了灵西的脸颊上，"怎么没和我商量就自己跑来侦察啦？"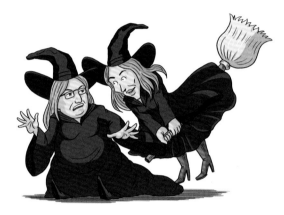

"汤婆婆！"灵西一声惊呼，"你怎么在这？"

"哈哈，已经激动到连姐姐都不叫了？"面前这个满脸奸笑的汤婆婆显然不是马吉特巫师的化身，"怎么，你偷偷跑出城找到几颗宝石了？不打算交出来吗？"

灵西心中七上八下，不知如何作答，其实她与巧婆婆也仅仅见过一次，也许一张嘴就被揭穿了，而此时只能祈求其他队友不被发现了……

"怎么？看到姐姐激动得说不出话啦？"汤婆婆在一旁冷嘲热讽。

"汤姐姐，我回来了，没想到让那个张灵西跑了……她竟然重新打开了琥珀之门……"忽然洞顶又传来一个尖锐女高音，抬头便看见另一个巧婆婆骑着扫帚盘旋而下。

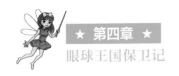

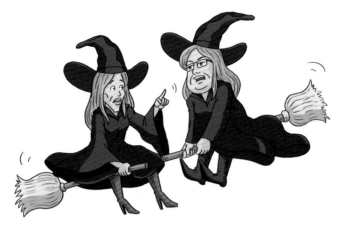

"巧妹妹……"汤婆婆望着眼前两个完全一样的巧婆婆，错愕写在了脸上。三个人面面相觑，陷入沉寂。

"她是假的！"突然两个巧婆婆异口同声指着对方大叫。

"你是什么人？"真正的巧婆婆气急败坏地朝灵西大吼。

"你怎么也会易容术！"灵西也不甘示弱，努力学着巧婆婆暴力的样子。

"汤姐姐，我出去找宝石这段时间，这个骗子有没有把木宝石骗走？"巧婆婆焦虑地询问着，"我差一点就得到张灵西身上的宝石了！没跟你商量也是时间紧急，那蜜蜂守卫错把变身的我当成斯班德了，他们要找张灵西起义，我想着正好将计就计，没准还能找到宝石。"

"差一点儿？那就是并没有什么收获？"汤婆婆转脸瞪着巧婆婆，"那回来干什么呢？你可不是没有结果就放弃的性格呀！"

"我是回来找救兵破坏琥珀之门的！汤姐姐，你得跟我去一次！咱俩合力调出考尼尔的部队，让张灵西束手就擒！"

"汤姐姐，你可别上当，这个骗子让你出去就是要霸占麦克乐城堡！这里面可有两颗宝石呢？"灵西赶紧装出巧婆婆的腔调挑拨两个巫师的关系。

"两颗宝石？"汤婆婆和巧婆婆先互相对视，又一起瞪向灵西，那锐利的眼神仿佛能刺穿一切，"我们不是只有木宝石吗？你到底是谁？"

"你这个骗子，为什么装成我巧妹妹！"突然山洞里传出汤婆婆的叫骂，马吉特巫师假扮的汤婆婆带着黑猫守卫威风凛凛，疾步赶到，"你这个骗子，就知道张灵西躲在琥珀之门后面，你知道那门是怎么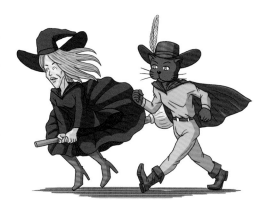打开的吗？巧妹妹已经把火宝石交给我了！"看着已经陷入被动的灵西，马吉特巫师不得不出来解围，她看着灵西的方向，从怀中掏出透着烈焰的火宝石，又迅速收了回去。

"你才是骗子！巧妹妹，你让这个骗子骗了，我才是汤婆婆呀，你怎么能把火宝石交给这个骗子，咱们赶紧抓住她抢回来！"真正的汤婆婆一边向灵西假扮的巧婆婆解释，一边朝假扮自己的马吉特咆哮着。

"等一下，姐姐，我才是真正的巧婆婆！我亲眼看见打穿艾瑞斯大坝的是金宝石，根本不是什么火宝石！那家伙到底是谁？火宝石从哪来的！"一旁的巧婆婆真身也一头雾水加入骂战。

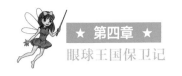

"你说什么？还有金宝石？"剩下三人停止争吵一起看向巧婆婆。

"看，这才是真正的艾瑞斯金宝石，我费了好大的劲才得到！"巧婆婆也从怀中掏出金光灿灿的宝石，又收了回去，"我只想证明我是真的巧婆婆，那个家伙是骗子！"

"快给我，巧妹妹！"真假汤婆婆一起伸出手索要金宝石。

"我谁也不给，谁知道你们哪个是真的！"巧婆婆收好宝石，气氛陷入压抑。

"你这个家伙，就算你是真的巧婆婆开始也没想交出金宝石！就算是真的也是叛徒！我交的火宝石可是名副其实，你这个骗子意欲何为！"灵西假扮的巧婆婆突然跳出来大骂对面如同复刻的自己。

"没错！我看你就是该打！"说着两个汤婆婆一起挥动魔法棒指向巧婆婆的真身。

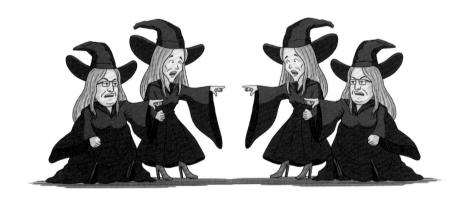

"哈哈，你们还没分出真假，竟然一起来打我！哈哈哈哈，说好的姐妹情深呢？"山洞中传来巧婆婆放肆的大笑，久久不能消退，"好吧，我奉陪！"

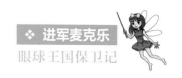

说着，三人腾上天空成掎角之势，魔法形成一团五彩的气浪，在广场中央上空涌动，三个巫师奋力抵挡着气场向自己的方向移动，气波的颜色不停地变化着，仿佛是各方实力强弱的显示。

"快走！"黑猫跑到灵西身边，悄悄说道，"咱们快趁乱撤离，马吉特巫师自有脱身之法！"

灵西赶紧跟着黑猫慢慢向洞口移动，感觉未引起注意，两人转身朝洞外飞奔而去。

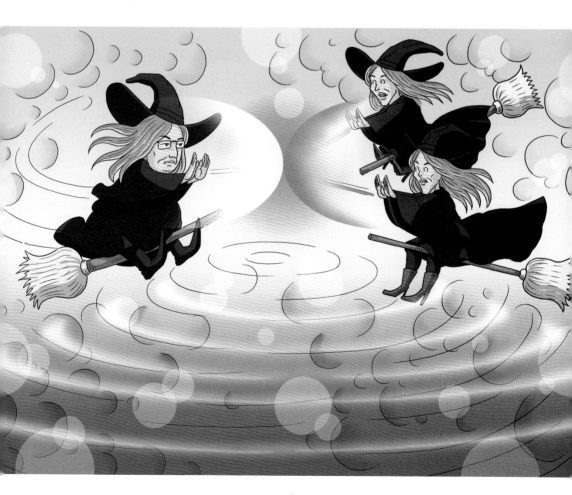

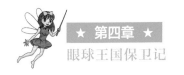
"飞出去！快快快！"黑猫招呼着惊魂未定的灵西。灵西赶紧举起扫帚腾空而起，向洞外冲去。

"那个巧婆婆呢？"另一边汤婆婆的真身发现了消失的灵西，但一说话，气浪就向她这方袭来，于是又赶紧闭上了嘴。

"怎么又热起来了！战斗结束了没有？"突然山谷里回荡起克拉克沙哑的鸟叫声，"哦，糟了，这里怎么这么安静……"顺着声响的方向，汤婆婆和巧婆婆的真身相视一笑，逐渐向马吉特巫师形成合力，气浪也迅速向马吉特一方袭来。

"怎么越来越热了，受不了了！"克拉克在帽中感觉烈火焚身。

"准备，冲！"马吉特巫师突然将魔法棒一抬，顺势像火箭一般冲向天空。

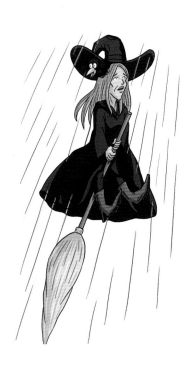

"哇！太刺激了！"帽中的克拉克剧烈晃动着，随着喷射的气流直上云霄。

再俯视，冰山已被巫师们制造的气浪触底摧毁，五彩的气波幻化成紫色，击碎了冰山的基底。巨大的冰柱纷纷从天而降，像利剑一样扎在地上。

"快啊，加速！"正飞向洞口的灵西和黑猫也感受到了冰山倒塌的冲击力，灵西眯起眼睛，躲避着坠落冰柱的利刺和火热的冲击波。眼看就要飞出洞

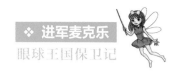

口，外面的美景越来越近。突然，灵西感觉身体飘然而起。

"你怎么变回来了，灵西公主？"坐在身后的黑猫赶紧扶住已左摇右晃的扫帚。魔法扫帚也忽然若隐若现，在两人飞出洞口的一瞬间，扫帚消失不见，黑猫拉着摔在地上的灵西连滚带爬地向前。身后的轰鸣震耳欲聋，腾起的烟尘瞬间就将周围吞没。再睁眼，身后巨大的冰山已化为满目冰晶，在云雾中四散。

"传送点的位置有颗宝石悬在空中！"灵西激动地拉起匍匐在地的

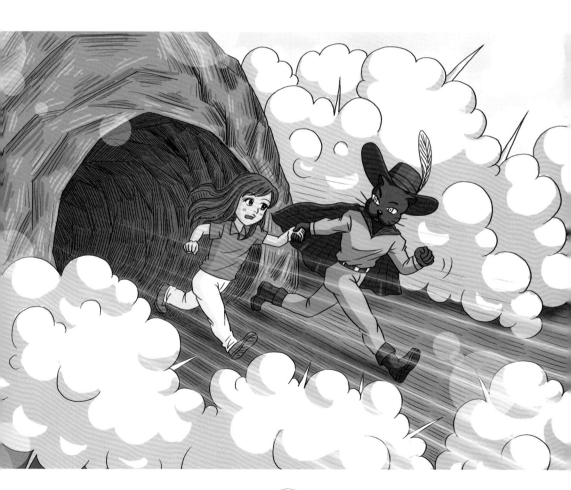

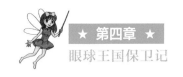
黑猫，"一定是土宝石！原来摧毁才能得到宝石！我们快去拿！"

"哈哈哈哈！马吉特巫师！你不帮我们就算了，没想到你竟然帮张灵西！"突然传来几声刺耳的咆哮。正向前奔跑的灵西突然停下了脚步。只见马吉特巫师悬于土宝石的西方，黑袍黑帽已幻化成红色，一根金色法杖直指向东。另一侧则是分别手执蓝色和红色法杖的汤婆婆和巧婆婆，叫嚣着与西方对峙。中央的土宝石散发出暗黄色的光辉，仿佛蕴含了无尽的能量。周围的空气如同凝固。一场大战一触即发……

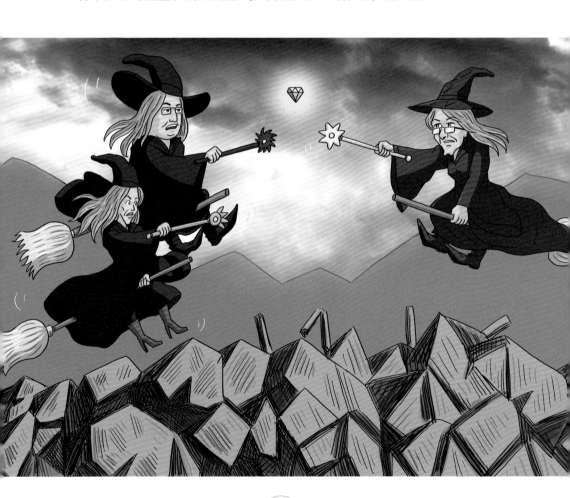

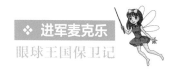

知识宝库七：
麦克乐核心区的漏洞——黄斑裂孔与黄斑前膜

我们眼底的黄斑，它的英文名称是 macula，是视觉最敏感的区域，轻微的病变就可能引起视觉的巨大改变。麦克乐城堡就像黄斑一样，也是眼球王国最重要的区域。所以不论灵西还是坏巫婆都不约而同地想到在麦克乐核心区找宝石，这里也成了两方势力必争之地。那么我们也应该学习一下黄斑区最容易发生的疾病——黄斑裂孔和黄斑前膜。

★ 什么是黄斑裂孔？

顾名思义，黄斑裂孔就是原本平滑的黄斑区裂了一个孔。包括特发性，即没有特殊原因；继发性，即继发于糖尿病视网膜病变等其他疾病；及外伤性，即外伤造成的裂孔。

表现为中心视力下降，可见看东西的中心部位出现暗点，伴视物变形。

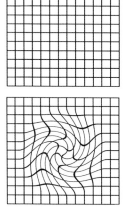
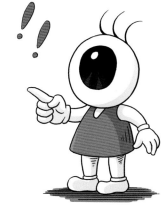

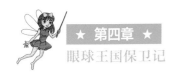

常见于老年女性，女性发病率约为男性3倍。相干光断层扫描成像（OCT）为必做检查，可见黄斑区视网膜全层缺损明确诊断。

在治疗方面，50%早期特发性黄斑裂孔可自愈，无须治疗。进展期黄斑裂孔可行手术治疗，最好应于发病6个月内手术。高度近视的黄斑裂孔应早行玻璃体手术，患者应每年复查1次，高度近视合并黄斑裂孔每6个月复查。如有闪光感、眼前飘浮物增多或视物遮挡感应及时复诊，以检查视网膜脱离的可能。

★ 什么是黄斑前膜？

另一个黄斑常见的疾病就是黄斑前膜。顾名思义，它就是黄斑区增生的膜状物。

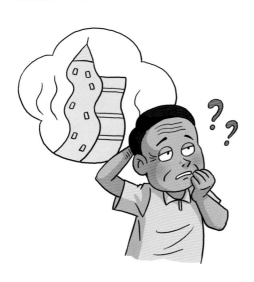

表现为视物变形、变小、闪光感及不同程度的视力减退，亦有患者视物变大，病情轻者可无症状。

眼底检查黄斑区可见金箔样的反光，可呈假黄斑裂孔样外观。因此，有部分黄斑增殖膜较厚的前膜容易与黄斑裂孔混淆，就像故事中真假巫婆一样，表面难以区别，此时只能通过OCT检查验明正身。此外，黄斑前膜会收缩牵拉，使周围血管迂曲，偶见黄斑水肿，甚至视网膜脱离。

在治疗方面，黄斑前膜视力明显下降时，可考虑手术治疗。

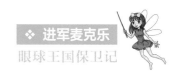

我们快速认识了黄斑最常见的两种疾病，也清楚了看东西变形是黄斑病变的重要表现，而 OCT 检查是明确病变的最佳检查方法。接下来，已经区分出真假坏巫婆的两组人马正在对峙，一场大战难以避免。

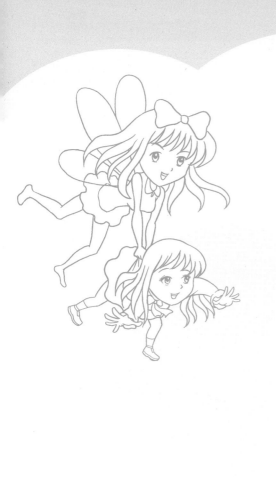

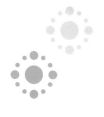

第五章

❖ 世纪大战

"巧妹妹，先抓住张灵西！"突然，汤婆婆的喝令打破了沉寂。巧婆婆应声挥动魔棒，瞬间那张肥胖的大脸就扩大了百倍，张开大嘴向灵西扑来。

"闭眼，那是幻象！"黑猫赶紧推开了灵西。已经被吓呆的灵西瞪着眼睛感觉身体被一股力量抽吸，想挣扎却无济于事。突然，一道金光斩断了吸引灵西的魔力，马吉特巫师的法杖正指向巧婆婆一方。

"好吧，马吉特巫师，你是铁了心站在张灵西那边了？"汤婆婆叫嚣道，"那我们可就对你不客气了！巧妹妹，先解决她这个拦路虎再说！"

"恩，你们两个现在悔改还来得及！"马吉特巫师面无惧色，态度

75

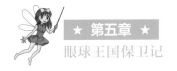
坚毅。

"哈哈，那就让你尝尝我的新招式！"巧婆婆手持红色法杖用力一挥，成千上万只蜜蜂如龙卷风般涌来，天边黑压压一片，翅膀振动的嗡嗡声震耳欲聋。

马吉特巫师不慌不忙，金色法杖抛上天空，几句咒语一出，天空便出现一个金色漩涡，蜂群瞬间被卷入涡轮，消失于天际。那一方巧婆婆手捂胸口，跪地喘息。

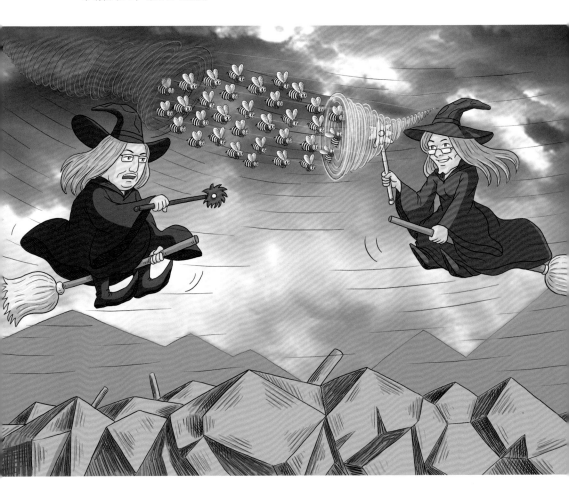

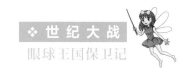
"看我的！"汤婆婆见巧婆婆败下阵来，挥舞法杖，顿时紫色的幽光普照大地，满野窜出无数紫色的老鼠，瞪着红色的眼睛，朝四面八方狂奔，龇出尖牙，凶神恶煞。

"啊！太可怕了，来咬我了！"灵西看着马上就要冲到眼前的老鼠群抱着头，不知所措。

"哈哈，放心，它们过不来，我正好饱餐一顿！"一旁的黑猫甩掉靴子，匍匐在地，只见马吉特巫师轻轻一点，黑猫便增大数倍。灵西仰

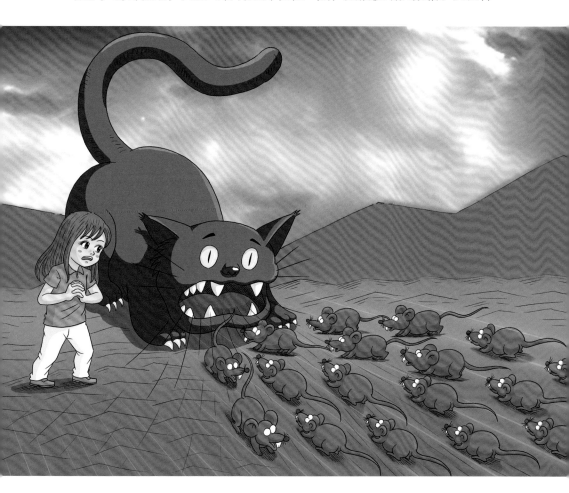

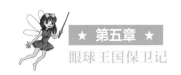
望着突然膨大的黑猫，感觉自己变成了只有猫爪指甲般大小的矮人。而另一边鼠群见到巨型黑猫，立即调转方向，四散奔逃。那黑猫深吸一口气将近身的老鼠全部吸入口中，两个腮帮鼓得高高的，昂起头恣意地咀嚼着。

"好你个黑猫！撑死你！"已站起身的巧婆婆挥舞法杖，咒语即出，黑猫又顷刻还原，未消化的鼠尾裹着紫色的汁液呕出。黑猫抹抹嘴，挺着胀圆的肚子瘫坐在地。

"看来得动真格的了！狂风来！骤雨降！祭坛出！"汤婆婆冲巧婆婆眨眨眼睛，两人便摆开阵势，将两根法杖交叉，紫色与红色的光芒交汇，一道邪光直窜云霄，空中狂风乍起，黑云压顶。伴着周围混沌阴郁

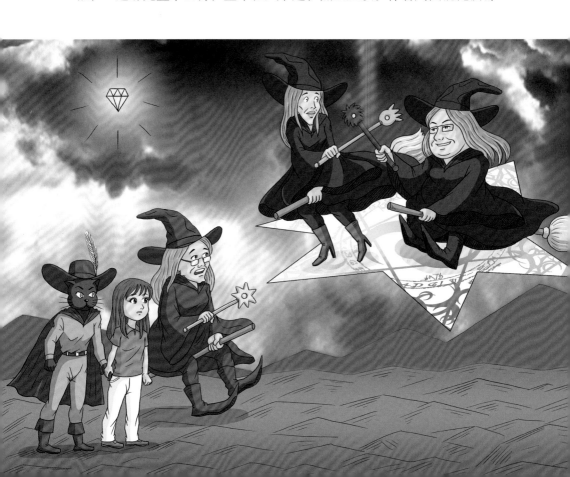

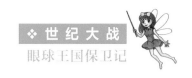

的氛围，汤婆婆念出一长串咒语，瞬间脚下惊现星状祭坛，两个阵营的人都被圈入其中，乌黑的天空如锅盖一般将众人困住，只剩下五角的星尖闪动着微光，灵西拉着黑猫赶紧跑到马吉特巫师身旁，仿佛这样才能拥有些许保障。中央的土宝石依旧散发着暗黄色的光辉，好像无尽深渊中的启明星。

"攻击吧，木宝石！"沉寂只停留了片刻，汤婆婆便使出法宝。只见她抛出一块绿色宝石，法杖直指，便从宝石中涌出无数荆棘，向马吉特巫师一方疯狂蔓延，其上的利刺如尖刀一般所向披靡。

"那是……传说中的木宝石？"灵西瞪大眼睛，望着那发着幽冥般绿光的宝石吞没着一切。

"向后！"马吉特巫师迅速招呼灵西与黑

猫向后，用法杖划出一道弧线，瞬间那弧线变成一道屏障，将疯长的荆棘挡住，漫无边际的藤蔓沿着屏障向上下方爬去。再看马吉特巫师双手执杖，用力地顶向前方，豆大的汗珠落下，汗水浸湿了法袍。

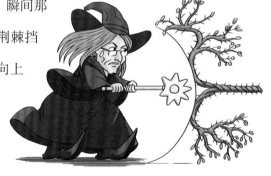

"快撑不住了吧！哈哈哈哈哈！谁也没有宝石的力量大！"巧婆婆肆意的狂笑再次出现。

"让我给你加点料！"说着，汤婆婆摊开双手，高举过头，对着天空，嘴唇快速地张合。

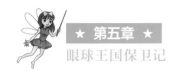

"坏了，她在呼风唤雨，这是她的绝技！"黑猫焦急地望着已经精疲力尽的马吉特巫师，却想不出阻止汤婆婆的方法。刹那间，狂风骤起，大雨倾盆而下，细密的雨丝如针般刺痛灵西，但却如甘露滋养着荆棘茁壮成长。不多时，马吉特巫师弯腰跪地，疯狂的藤蔓一下冲破屏障向灵西一方袭来。

"火宝石！攻击！"马吉特巫师一手撑地，勉强支撑上半身，拼尽全力抛出，法杖高举过头，直指火宝石。那宝石瞬间爆出熊熊烈焰，如地狱之火一般燃尽一切。刚才疯狂生长的荆棘化为灰烬，木宝石收回的巨大冲击将汤婆婆撞向远处，久久没能爬起。

"快去拿土宝石！我来挡住那两个巫婆，你快去！"马吉特巫师拼尽全力让火焰继续向前攻击，一边喝令灵西去祭坛中间取宝石——这个战斗中作用强大的关键武器。

"哈哈哈哈，关键武器，我这还有一个！"风中又传来了巧婆婆的狂笑，夹着烈焰的高温，令人窒息。

灵西没有分神，在火光的掩映下拼命朝土宝石跑去。

"金宝石！攻击！"但转瞬间，巧婆婆已将闪着金光的宝石抛

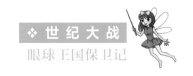

出，红色法杖直指，夺目的光芒照亮天际，一把金色的利剑穿过重重火焰，向马吉特飞去，"尝尝烧红的金剑穿透心脏的滋味吧，马吉特！"

"不要！土宝石，攻……"灵西飞身一跃，抓住土宝石，但没说完，周围已光亮一片。七彩霞光穿过云层，幻化成一道道彩虹，乌云消逝，刀光剑影也瞬间荡然无存。

知识宝库八：
尘嚣落幕——视网膜脱离

灵西奋不顾身地抓住了土宝石，但纷繁激烈的战斗却戛然而止，就像一场酣畅淋漓的表演突然拉下了大幕。我们的眼球也存在这样一块大幕，健康的幕布能让光线信号顺利进入大脑，我们就能看到眼前丰富多彩的世界。而大幕一旦落下，我们眼前将漆黑一片，这扇幕布就是——视网膜。而幕布掉落就是大家耳熟能详的可怕疾病——视网膜脱离。

★ 什么是视网膜脱离？

视网膜总共分成 10 层结构。

视网膜脱离是指最外面两层，也就是视网膜神经上皮层与色素上皮层之间的分离。色素上皮层具有传递营养物质和排除代谢产物的功能，视网膜脱离后，视细胞营养障碍，如不及时复位，使

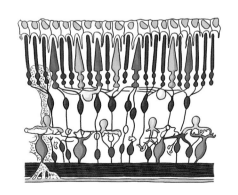

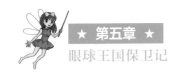
整个神经上皮层发生变性和萎缩，会造成视力不可逆性损害。

视网膜脱离时最主要的症状是眼前黑影遮挡，范围逐渐扩大，当脱离到达黄斑区时，会出现中心视力急剧下降。此外，还可能有视物变形、变小等症状。年老或近视患者，可能存在玻璃体混浊，即飞蚊症，当飞蚊症突然加重时，应注意是否为视网膜脱离的前驱症状。

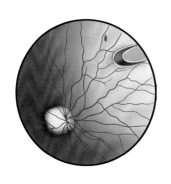

视网膜脱离分孔源性、渗出性、牵拉性三类，其中孔源性最常见。顾名思义，孔源性视网膜脱离即眼底检查可以查见裂孔，裂孔往往是在各种各样表现视网膜变性，也就是在不健康的视网膜基础上，由玻璃体后脱离时牵拉而成。因此已发生玻璃体及视网膜变性的老年人及近视人群为孔源性视网膜脱离的高危人群。渗出性视网膜脱离是指有明确的局部或全身原因，导致视网膜渗出或漏出，多见于肾性高血压或妊娠高血压综合征，也可见于急性进行性高血压、白血病等。牵拉性视网膜脱离是指牵拉视网膜导致的视网膜脱离。多见于糖尿病视网膜病变、视网膜静脉阻塞、眼外伤等引起的玻璃体积血之后，由积血和炎症反应导致。

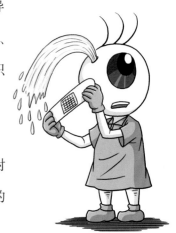

★ 视网膜脱离怎么办？

患者一旦诊断为孔源性视网膜脱离，封闭裂孔及解除或缓解病变玻璃体对视网膜的牵拉为治疗的关键。

迄今为止，孔源性视网膜脱离仍以手术治疗为唯一手段。根据裂孔的位置、大小、玻璃体牵拉情况等，医生会选择具体的手术方式封闭裂孔。患者应限制活动，头高位，尽量延缓脱离及视网膜下液体进入黄斑区。如果脱离时间短，没有到达黄斑，一般术后视力恢复良好；反之，视网膜可能已经存在不可逆的损伤，虽然术后视网膜结构恢复，但视功能却造成了永久损伤。

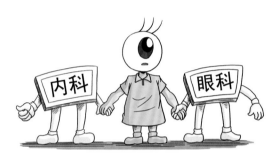

渗出性视网膜脱离，一般先诊治原发病，即需要眼科或内科治疗高血压、糖尿病、白血病、肿瘤等，消除发生原因后，视网膜可自行复位。如果原发病得到有效控制，视网膜下液体仍然大量存在，可以考虑手术放液治疗。因此，对于渗出性视网膜脱离，最主要的是寻找病因，而不是盲目手术治疗。

牵拉性视网膜脱离只有在消除、松解了此种牵拉因素后，视网膜才能复位。因此，无可非议多需要进行手术治疗。少数患者，渗出性和牵拉性视网膜脱离也可见到裂孔，但不是引发脱离的原因，即使封闭裂孔也无助于视网膜复位。

因此，出现视网膜脱离的症状需要及时就医，由专业眼科医生判断病情并制订治疗方案。对

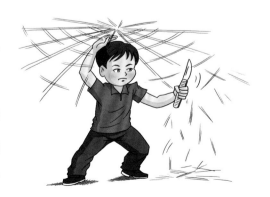

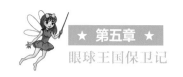

于近视患者建议每年检查眼底，如果发现视网膜变性区或裂孔，及时进行眼底激光治疗，预防视网膜脱离；对于存在高血压、糖尿病等全身性疾病的患者，应监测血压及血糖的变化，至少每年进行眼底检查，发现问题及时由医生进行处理。

认识了眼底的终极强敌视网膜脱离，也熟悉了它的三种分身——孔源性、渗出性和牵拉性视网膜脱离，我们就能配合医生更好地进行治疗与预防。而大战落幕的灵西又将面临怎样的境遇呢？睁开眼，已经物是人非……

逆势重生

"你也会魔法吗？"灵西感觉背后一紧，自己正像兔子一样被汤婆婆抓住，提在手里。

"你说了土宝石，攻击，难道会有法杖跳出来激发魔法吗？哈哈哈哈！"巧婆婆的笑声又一次传来，夹杂着露骨的挖苦，让灵西胆寒。

灵西用力挣扎，想回身看看马吉特巫师和黑猫。但周围一片寂静，寂静得让人害怕……

"别幻想了，张灵西，你的朋友们已经灰飞烟灭了！呵呵！"汤婆婆抿嘴奸笑，"不过不用着急，现在宝石都在我们手上了，完成了宝石美梦，你马上就能见到他们了……呵呵……在另一个世界！"

灵西被紧紧抓着，环顾四周，马吉特巫师与黑猫已不见踪影，眼

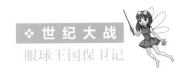
前一片通途，脚下巨大的五角星祭坛散发着银色的光芒。

"金宝石！木宝石！火宝石！土宝石！"汤婆婆将手中的宝石抛向空中，蓝色法杖一挥，四颗宝石便缓缓飘向五角星祭坛的四角。

"那你手里的就是水宝石了？哈哈哈哈！"巧婆婆又狂笑起来，"我也不强迫你拿出来，你就陪宝石一起献祭吧！"说着收起笑容，双手一推，一股气浪便将灵西推向了五角星的最后一个角。

暂时离开巫婆魔掌的灵西拼命想离开那个顶角，但身体却失去了控制，被紧紧吸在原地。银色的祭坛爆发出金光，一道激光像闪电一般迅速窜过五角。汤婆婆与巧婆婆立于祭坛中央，挥舞着法杖，仰天长啸："宝石收齐，愿望实现！"瞬间天空风雨大作，七彩祥云若隐若现。

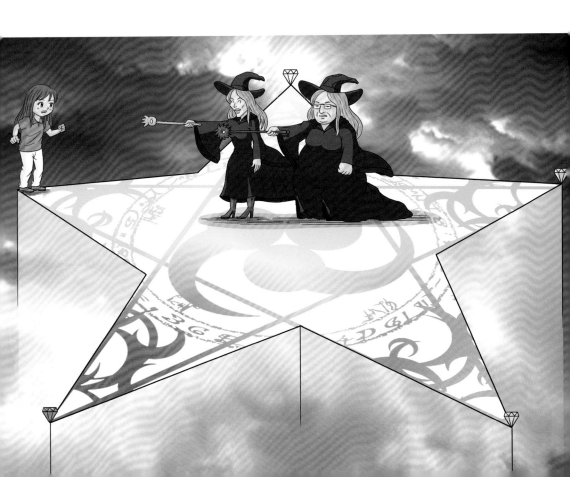

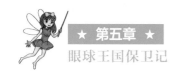
灵西望着眼前的一切感觉被彻底打败了。之前历尽艰险，最后还是将希望化成失望。所谓的邪不压正到底在哪里？眼看两个巫婆就要梦想成真，眼看眼球王国就要面目全非，眼看自己就要灰飞烟灭，这怎么可能是故事的结局……一段段破碎的记忆在灵西脑中杂乱地闪现着：初到的誓师大会，激动的人群，期待的眼神，接下拯救王国的重任；康扎科提的魔阵，恶心的怪物，奇痒的空气，越过肮脏的泥潭与窒息的钟罩；考尼尔的警报，映天的红光，厉色的将军，智取四重污秽的大门；艾瑞斯峡谷的深渊，泛滥的山洪，石化的水晶屋，重建通

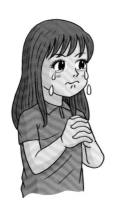

天的屏障；火海的湖心岛，奔腾的岩浆，破旧的帆船，逆流征服骤雨暴风；麦克乐的冰川，崩塌的冰柱，诡异的祭坛，拼尽全力的世纪大战……但一切的一切，都在最后化为乌有，我没找到宝石，我丢掉了宝石，我就是宝石……而现在，两个巫婆集齐了宝石，我帮她们……集齐了宝石……我是大家的希望，我却中了巧婆婆的奸计；我是大家的希望，我却让河马智者葬身无处；我是大家的希望，我却让蜜蜂守卫封心沉睡；我是大家的希望，我却让马吉特巫师灰飞烟灭；我是大家的希望，我却让眼球王国彻底崩塌……

"我不要巫婆得逞，我要眼球王国恢复原状！恢复原状！"灵西无穷的思绪在这一刻爆发，泪水伴着撕心裂肺的呼喊喷涌而出。恍惚间，灵西仿佛进入了奇幻的异境。这是一条悠长黑暗的隧道，周围光影移动，静谧无声，她悬浮在其中不由自主地向前飘动。突然黑暗中出现

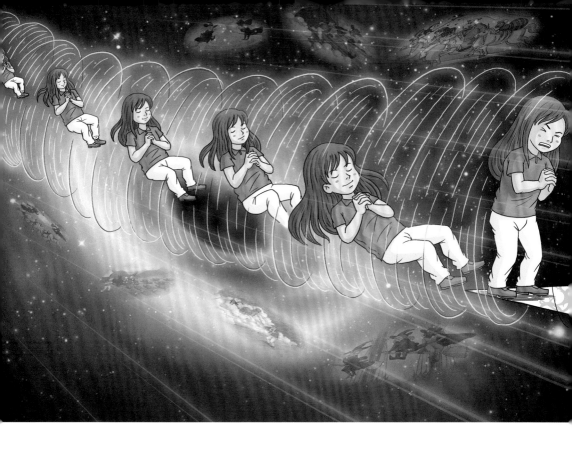

了如电影般的影像。

"蜜蜂守卫！"灵西激动地叫喊着，但对方没有回应。镜头中的蜜蜂守卫正在指挥考尼尔的部队重建透明区工程。"大家加油！工程完成金光就能永不消逝了！多亏灵西公主，感觉解除了封心魔咒，人更有干劲了！"

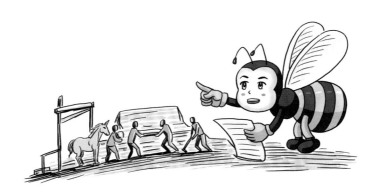

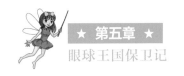

蜜蜂守卫憨憨地笑着，好像在和谁交谈。忽然画面消逝，河马智者又推了推眼镜跃然眼前。"全自动可调节水晶屋终于完成了，这回我

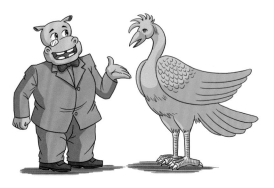

可以舒舒服服地享受了！我就说没看错灵西这个孩子！是不是大鸟！"面前的河马智者笑容灿烂，身边的蓝色大鸟欣慰地点点头。

景象再易，晶莹剔透的果冻湖畔，马吉特巫师与黑猫悠闲地品着茶。"我一直不明白，你当时为什么要拉着我逃跑？"黑猫撇撇嘴望向马吉特巫师。"那不是逃跑，而是帮灵西公主的唯一方法！"马吉特浅浅一笑，"灵西拥有水宝石，那可是掌管时间的宝石，失败后发自肺腑的哭泣才能激发出宝石的能量，有九十九种战斗方法都会失败，只有最后这招浴火重生能拯救眼球王国，天机不可泄露……""那天机……你是怎么知道的？"乌鸦克拉克落在椅背上，"当时那阵仗，我都吓晕

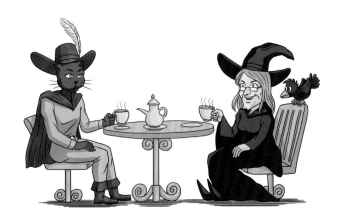

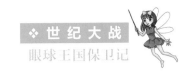

在你帽子里了！""是灵西公主告诉我的呀！"马吉特巫师抬起手，轻轻地放在克拉克的头顶，"我在火海的湖心岛也是这样摸着灵西公主的头顶，眼前就出现了之后经历的一切……""那现在呢？"黑猫挑挑眉毛。"哈哈哈，现在只有这乌鸦的臭味了！"三人举起茶杯，相视一笑。微笑的还有荧幕外的灵西。

"准备就绪，传送点启动！"画面轮转。只见眼球王国国王与王后立于麦克乐城堡的观礼台。城堡之下是欢腾的人群，大家身着节日盛装，载歌载舞。"姐姐！"屏幕外的灵西热泪盈眶。荧幕里，国王牵着王后的手，宣布新的眼球王国的诞生，在金光的重新照耀下，麦克乐城堡熠熠生辉；清澈的果冻湖如明镜般光滑，正等待狂欢的人潮。国王权杖一挥，一道金光从天而降，瞬间画面消逝。

灵西闭上眼睛，泪水已湿透衣襟。这梦境般的经历不断重现着，越转越快，越转越快，直到脑中一片空白。

"西西，西西！快醒醒吧，该出发去新学校了。"忽然，灵西耳畔传来一声声熟悉的召唤。她努力睁开惺忪的睡眼，看到慈祥的爷爷正微笑着呼唤她。

"看来，在爷爷的书房真的容易睡着呦！"爷爷笑了笑。

"爷爷，我……我刚才做了一个很特别的梦！可能不是梦吧……还是又做了一个梦？精彩纷呈的梦！"灵西揉着眼睛疑惑地说，"那真的

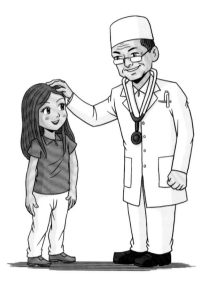

是一场梦吗？"

"那你赶快给爷爷讲一讲吧！"爷爷摸摸灵西的头。

"好呀好呀！"灵西捂住爷爷的手，不让他从自己头上拿开，"爷爷，你能看见什么吗？未来的？梦幻的？我好像又去了眼球王国！这回我是一个公主了……"

"哈哈，我能看见！"爷爷微笑着，"那一定是一个很神奇的世界！"

灵西迫不及待地讲述着，而身旁，一本厚厚的典籍已翻开了扉页……

知识宝库九：
时空逆流——常见眼部疾病排排坐

灵西在眼球王国的历险暂时画上了句号，而这一路走来，我们也在不断了解眼球可能遭受的疾病打击。从康扎科提、考尼尔兵工厂，到艾瑞斯峡谷、水晶屋，再到火海和麦克乐城堡，灵西有惊无险地通过，最终解救了眼球王国。而我们也从结膜炎、角膜炎，到青光眼、白内障，再到玻璃体和视网膜疾病，逐步认识了眼部常见疾病的症状和治疗方法。让我们通过下面的游戏进行总结。

★ 考考你

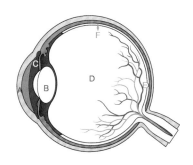

1. 你能写出图中字母代表的眼球结构都是什么吗？将名称写在横线上。

A＿＿＿＿　B＿＿＿＿　C＿＿＿＿　D＿＿＿＿　E＿＿＿＿　F＿＿＿＿

2. 你能选出下面的疾病发生在眼球的哪个部位吗？把对应的字母填在横线上。

角膜炎＿＿＿＿，青光眼＿＿＿＿，白内障＿＿＿＿，黄斑裂孔＿＿＿＿，视网膜脱离＿＿＿＿，玻璃体混浊＿＿＿＿

3. 将眼部疾病与处理方法连线，形成最佳的对应关系。

细菌性角膜炎　　　　　　降眼压药物、激光或手术

青光眼　　　　　　　　　抗生素眼药水

年龄相关性白内障　　　　全视网膜激光光凝

视网膜中央静脉阻塞　　　无须治疗

玻璃体混浊　　　　　　　现场急救

眼化学性烧伤　　　　　　手术治疗

4. 判断对错，下面的说法你觉得正确吗？

（1）奶奶说："天天点眼药水就能不得白内障。"　　　　（　　　）

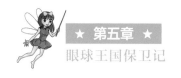
（2）妈妈说："青光眼的降眼压药水必须日日点，还要定期去医院复查。" （　）

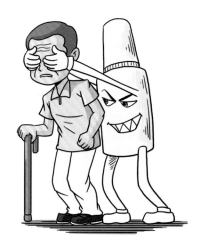

（3）宝宝说："眼睛痒痒用手揉揉就好了。" （　）

（4）爷爷得了糖尿病视网膜病变，医生建议他打激光，他却说："我又没啥不舒服，打激光视力更差了！" （　）

（5）爸爸说："同事眼睛被酸烧伤了，大家觉得一定要去大医院抢救，开了2小时车送到了最好的眼科医院！" （　）

★ 答案

1. A角膜，B晶状体，C房角，D玻璃体，E黄斑，F视网膜

2. A，C，B，E，F，D

3.

细菌性角膜炎　　　　　降眼压药物、激光或手术

青光眼　　　　　　　　抗生素眼药水

年龄相关性白内障　　　全视网膜激光光凝

视网膜中央静脉阻塞　　无须治疗

玻璃体混浊　　　　　　现场急救

眼化学性烧伤　　　　　手术治疗

4.（1）错。手术是目前治疗白内障的唯一方法，没有一种药物被证明可以治疗白内障，长期点眼药还可能造成眼表的损害，使眼部干涩

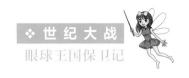

不适。

（2）对。青光眼是终身疾病。降眼压药需要按医生的指导每日点眼，这样才能有效控制眼压，并且需要定期复查，判断青光眼是否进展，如进展则可能需要换药、进行激光或手术治疗。

（3）错。眼睛痒可能是结膜炎，特别是过敏性结膜炎的主要表现，用手揉只能增加感染的风险。宝宝应该到医院进行检查，医生根据病因开具眼药水治疗，很快就能痊愈。

（4）错。糖尿病视网膜病变发展到较重的阶段，医生会建议全视网膜激光光凝治疗。光凝虽然不会提高患者视力，但可以有效阻止视网膜病变的进一步发展。光凝并不会降低患者的视力。而恰恰相反，爷爷周边视网膜病变已较重，但由于掌管视力的黄斑区没有受到影响，自觉症状不明显而拒绝全视网膜激光光凝治疗，这样可能造成视网膜病变无法有效控制而快速进入严重期，那时视力显著下降，到时可能追悔莫及。

（5）错。酸烧伤应该立即现场充分冲洗，这也是化学性眼外伤最关键的一步。应用大量清水冲洗眼部，至少30分钟，然后送至就近医院再行冲洗。爸爸的同事没有进行现场急救，而盲目追求距离很远的大医院，到达医院，医生可能也无力回天。

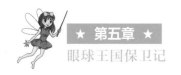

　　告别了眼球王国的灵西，也要离开家人去学校开始独立的新生活。希望眼球王国奇遇记、眼球王国历险记、眼球王国保卫记能让她变得更加勇敢坚强，也希望一路学习的眼病防治知识能让大家远离误区，拥有健康明亮的双眼。

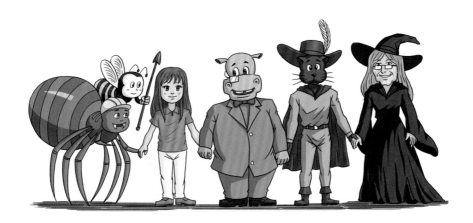

52检